驚人的生活醫學常識

沒想到除了床，窗簾也能影響健康！

紀康寶◎主編
宋愛莉◎主審

高寶書版集團

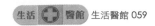 生活醫館 059

驚人的生活醫學常識—沒想到除了床，窗簾也能影響健康！

主　　編：紀康寶

主　　審：宋愛莉

編　　輯：蘇芳毓

出 版 者：英屬維京群島商高寶國際有限公司台灣分公司

　　　　　Global Group Holdings, Ltd.

地　　址：台北市內湖區洲子街88號3樓

網　　址：gobooks.com.tw

電　　話：（02）27992788

E-mail：readers@gobooks.com.tw（讀者服務部）

　　　　　pr@gobooks.com.tw　（公關諮詢部）

電　　傳：出版部（02）27990909　　行銷部（02）27993088

郵政劃撥：19394552

戶　　名：英屬維京群島商高寶國際有限公司台灣分公司

發　　行：希代多媒體書版股份有限公司發行/Printed in Taiwan

初版日期：2010年5月

本書原書名：細節決定健康II

本書繁體字版經青島出版社授權出版，非經書面同意，不得以任何形式複製、轉載

國家圖書館出版品預行編目資料

驚人的生活醫學常識—沒想到除了床，窗簾也能影響健康！
　/ 紀康寶主編. -- 初版. -- 臺北市：高寶國際出版：
希代多媒體發行，2010.5
　　面；　公分. --（生活醫館；59）
　ISBN 978-986-185-443-4(平裝)

　1. 健康法　2.保健常識

411.1　　　　　　　　　　　　　　　　99004241

第 1 章　不可不知的日常保健

第 2 章　不可不知的疾病防治

第 3 章 不可不知的四季養生

春天養生

夏天養生

第 4 章　不可不知的兩性保健

第 8 章　不可不知的健康投資

1

不可不知的日常保健

1 寒頭暖足勝過吃藥

寒頭而暖足，這是古代醫家瀉實補虛的治療準則，也是養生保健的重要原則。

寒頭，指的是頭部不宜接近高溫。倘若頭部溫度太高，不但不利健康，甚至會成為致病因素。工作緊張忙碌時用冷水洗臉，有清醒頭腦和提高思考能力的效果。長年持續用冷水洗臉還能預防感冒。

再來說說暖足。足部距離心臟最遠，血液供應比身體任何部位都少，血液循環又最慢，加上腳部表面脂肪層很薄，保溫性能甚差，以致腳趾的溫度最低，最易受到寒邪侵襲，因而有「寒從腳起」之說。一旦腳部受寒，會反射性地引起上呼吸道黏膜微血管收縮，纖毛運動減慢，身體抵抗力減弱，於是潛伏在鼻咽部位和新侵入的病原微生物就乘機大量繁殖，引發傷風感冒、胃痛、婦女痛經等多種疾病。因此，足部保暖很重要。

> **健康小提醒**
>
> 早上運動之後用熱水洗足可以健腦強身，故有「晨洗腳，勝吃藥」之說。夜晚就寢以前用熱水燙足可以改善睡眠，使人提前入睡，有助於提高睡眠品質。

2 肚子餓時別做這四件事

・空腹洗澡會導致低血糖

　　洗澡時皮膚和四肢的血管擴張，消耗能量較多。而飢餓時人體能量供應不足，如果在這時洗澡的話，容易引發低血糖，出現疲勞、頭暈，甚至虛脫的症狀。

・空腹飲酒會得胃潰瘍

　　空腹飲酒會刺激胃黏膜，易引起胃炎、胃潰瘍等疾病。另外，人在空腹時需將肝醣轉化為葡萄糖以維持血糖的正常水準，而酒精會抑制肝臟的正常功能，阻礙肝醣的轉化，進而引起低血糖，出現頭暈、心悸、冒冷汗等現象，嚴重者甚至會發生低血糖昏迷。

・空腹吃糖會引發眼疾

　　空腹吃糖時，由於人體不能分泌足夠的胰島素來維持血糖的正常值，使血液中的血糖驟然升高，容易導致眼疾。且糖屬酸性食品，空腹吃糖會破壞機體內的酸鹼平衡，對健康不利。

・空腹不要吃柿子

　　空腹時胃中產生的大量胃酸，會與柿子中的果膠、單寧酸等發生化學反應，生成難以溶解的凝膠塊，即「胃柿

石」，從而引起胃痛、噁心、嘔吐等症狀。

3 飯後三小時內不宜睡覺

進食後，血液對消化系統的供應增加，對神經系統和運動系統的供應減少，會使人感覺非常困乏，所以非常想睡覺。但專家指出，飯後不能馬上睡覺，因為進食和上床睡覺的時間間隔過短，很容易在睡覺時感覺燒心、胸痛。飯後至少三個小時之後再去睡覺比較好。

有研究證實，吃飯和睡覺時間間隔越短，罹患胃食道逆流的危險就越高。飯後三小時之內就上床睡覺者比飯後四小時甚至更長時間才上床睡覺的人，受燒心痛苦折磨的機率高出七倍以上。

因此，進餐後不宜馬上睡覺，應做些和緩的活動，以利食物消化、血液循環。

4 飯後百步走，營養難吸收

「飯後百步走，活到九十九」是自古以來人們奉行的養生之道，認為這種方法對消化、吸收有益，可以減少胃腸疾病的發生。其實，這是錯誤的常識。

飯後不宜立即走路，應該適當休息。飯後適當休息可使全身血液更多地流向消化器官，使食物得到充分消化。如果立即散步，血液就會被送到全身的各個部位，使腸胃血液供應不足，食物無法順利消化。此外，胃部飽滿，胃液的分泌才會旺盛。若飯後立即散步，則會使未充分消化的食物很快進入小腸，營養無法充分吸收、利用，時間一久，極易造成營養不良。

那麼，飯後要經過多久才能從事上述活動呢？根據研究，食物在消化道停留的時間，脂肪約為五小時，蛋白質約為兩小時，糖類約為一小時。專家建議，在飯後休息三十分鐘至一小時後，再進行和緩的活動。飯後也可以坐在椅子上按摩腹部，促進腸胃蠕動，從而增加消化能力。

> **健康小提醒**
>
> 老年人飯後應靜坐或仰臥三十分鐘，然後再進行適當的活動。如此可以保護胃腸健康、增進胃腸功能，從而延年益壽。

5 正確刷牙的四個原則

相信許多人都有「飯後漱口，早晚刷牙」這個有利於

口腔衛生的好習慣,但仍有些人會問,為什麼我的牙齦常流血?為什麼有口臭呢?這多半是與沒有掌握正確的刷牙方法有關。

每顆牙有五個面,即頰、舌、咬合及兩個鄰面,這五個面要全部刷到很不容易,因此刷牙的方法和用具很重要。牙刷的刷頭應小,毛束不超過三排,毛束孔距不要小於一點五毫米,尼龍絲直徑不超過零點三毫米。刷頭短而窄,適應扭轉上下掃刷。牙刷柄偏彎或直,刷毛成鋸齒狀。

正確的刷牙方法是把牙刷與牙面成四十五度角,轉動刷頭,上牙從上往下刷,下牙從下往上刷,上下牙列面來回刷。想要達到理想的刷牙效果,應該遵循下列四項原則:

．分區刷

全口牙齒可分為上頜牙和下頜牙兩大部分,上下兩部分又可分為左右兩側,每一側又可細分為前、中、後三區。每區僅包括二至三顆牙齒,將它視為一個刷牙動作的洗刷單位,務必在刷淨一區之後,再去洗刷另一區。

．依次刷

既然是分區洗刷,就必須依照一定的次序刷下去,否則就有可能刷淨某一區,另一區卻洗刷不足,甚至遺漏。次序的安排可依每個人的習慣而定,如先上後下、先外後裡、先左後右等。

· 三面刷

　　一般人刷牙的最大缺點是只刷牙齒的外面（唇頰面），不洗刷舌面及咬面，結果牙齒的外表雖然看起來很清潔，但是仔細張口檢查，牙齒的舌面都堆滿了汙物。所謂三面洗刷，就是要求徹底洗刷頰面、舌面、咬面。

· 重複刷

　　若要達到徹底清潔牙齒的目的，必須在每一區的牙面上來回重複洗刷三至四次，才有可能刷淨牙面。要刷淨全口牙，每次刷牙至少要持續三分鐘。

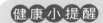

健康小提醒

雖然每天刷牙，但是蛀牙的人還是很多，這是因為刷牙的方式不正確。記住以上口腔保健知識，才能避免牙病的糾纏。

6 刷牙要用 35℃左右的溫水

　　很多人用冷水刷牙，感覺特別涼爽；也有人喜歡用熱一點的水刷牙，覺得比較舒適。其實，使用溫水刷牙才有利於牙齒的健康。

　　人的牙齒在 35 ～ 36.5℃ 的口腔溫度下會進行正常的新陳代謝。如果牙齒經常受到忽冷忽熱的刺激，可能導致牙齦出血或其他牙病。用溫水刷牙有利於牙齒的健康；反之，長期用涼水刷牙，就會加速牙齒的衰老。

35℃ 左右的溫水是一種良性的口腔保護劑，用這樣的水漱口，既利牙齒，也有利咽喉和舌頭，並且有助於清除口腔的細菌和食物殘渣，使人產生一種清爽、舒服的口感。

> **健康小提醒**
>
> 刷牙用溫水漱口，會使齒縫內的細菌和食物殘渣得以清除，達到護牙潔齒、減少疾病之目的。

7 刷完牙後最好沖洗口腔

許多人即使睡前有刷牙的習慣，卻仍容易罹患咽炎、喉炎、鼻竇炎，這是為什麼呢？

其實，刷牙只能清潔口腔的前半部，預防蛀牙。但如果睡前吃過東西，那麼食物殘渣不僅存留在牙齒上，還會留在口腔後半部以及咽部、會厭部。加上入睡後唾液分泌減少，晚上唾液所含的溶菌酶比白天含量減少，降低殺菌能力，使口腔中存留的細菌得以興風作浪，並通過口腔深部的通道感染周圍器官，常見的便是咽炎、喉炎和副鼻竇炎。

因此，刷完牙後應該喝些白開水以沖洗口腔深部，並且不要馬上睡覺，最好在完成上述事情半小時之後再睡。

> **健康小提醒**
>
> 每次刷完牙後，要用清水將牙刷沖淨甩乾，將牙刷頭向上放入杯中，使其充分乾燥，防止細菌在牙刷上繁殖。

8 洗臉時不要忘記清洗鼻腔

鼻子是人體與空氣打交道的第一關口，外與自然界相通，內與很多重要器官相連。既是人體新陳代謝的重要器官之一，又是防止致病微生物、灰塵及各種髒物侵入的第一道防線。小小的鼻子，對人體健康有著重要的作用，因此要特別注意鼻孔的保潔。

在現代化大都市中，空氣裡飽含灰塵、二氧化硫等各種廢物。大氣中的灰塵，在鼻腔內留下了太多汙垢，如果沒有好好清洗，粉刺、雀斑會使鼻子變得面目全非。因此，要經常給鼻子「洗洗澡」。

正確的方法是用掌心盛乾淨的冷水或溫鹽水，低頭由鼻將其輕輕吸入，再經鼻擤出，反覆數次。千萬不要用指甲挖鼻孔，因為手指上有許多細菌。

> **健康小提醒**
>
> 我們每天用鼻子呼吸，鼻子時刻遭受汙濁空氣的侵擾。鼻腔黏膜有過濾、清潔的作用，經常洗鼻子可及時清除鼻腔內乾痂，使鼻腔更能發揮過濾、清潔功能。

9 正確的洗澡方法

· 使用沐浴乳的注意事項

沐浴乳在去除汙物的同時，也會帶走一些正常的皮

脂，使皮膚乾燥緊繃，甚至渾身發癢。皮膚自身有中和酸鹼的作用，少量偏鹼性的沐浴用品不會對人體產生損害。但如果洗澡較頻繁，或是長期使用鹼性過強的沐浴乳洗澡，則會傷害皮膚角質層，加速細胞內水分散發，除了使皮膚乾燥、瘙癢外，嚴重的還會使毛囊過度角質化。

因此，如果皮膚不是太油的話，最好選擇中性的沐浴乳，使用時應盡量減少沐浴乳在身體上停留的時間，盡快將泡沫沖洗乾淨。

· 冬季每週只洗兩到三次澡

因為生活習慣的改變，很多人現在已習慣每天洗一到兩次澡。但是冬季空氣乾燥，「每天洗澡族」很容易在此時發生皮膚瘙癢的情況。

在乾燥的冬季，每天洗澡很容易破壞正常的皮膚結構。皮膚最外面的角質層具有一定的保護作用，如果洗澡頻率過高，傷害角質層，其保護皮膚的作用就會失去，皮膚細胞內的水分更容易散發，皮膚就會乾燥。按照中醫的說法「燥則生風，生風則癢」，其中「風」指的是一種病因，在身體內遊走不定，從而導致皮膚瘙癢。

因此，冬季最好每週只洗兩到三次澡。

· 水溫與時間

水溫在 24 ～ 29℃ 為宜。水溫過高，皮膚表面的油脂易受破壞，毛細血管擴張，使皮膚更加乾燥，同時還會增加心臟負擔。 洗浴時間不宜過長，盆浴二十分鐘，淋浴

三到五分鐘即可，
否則皮膚表面很容
易脫水。

> **健康小提醒**
>
> 洗完澡後全身要塗抹潤膚乳液，鎖住皮膚表面水分，緩解乾燥瘙癢。

10　熱水淋浴不宜過久

　　許多人喜歡長時間用熱水淋浴，以為有助於血液循環，舒筋活血。殊不知熱水淋浴時間過久，對身體健康不利。

　　科學家研究發現，自來水含有對人體有害的化學物質三氯甲烷和三氯乙烯，若用熱水盆浴，只有百分之二十五的三氯甲烷和百分之四十的三氯乙烯釋放到空氣中；而用熱水淋浴，釋放到空氣中的三氯甲烷高達百分之五十，三氯乙烯則高達百分之八十。

　　淋浴時，熱水被噴射分解成無數個微小的水珠，這些水珠的表面積總和比一般池浴、盆浴的水多一倍，因而有毒物質的蒸發量也更大。淋浴時間越長，水溫越高，蒸汽中的有毒物質就越多，被人體吸收的也越多。長時間用熱水淋浴，比起直接飲用含有毒物質的水具有更大的危害。

　　此外，現代醫學研究發現，孕婦長時間淋浴會影響胎兒正常發育，因為母體產生高熱時，最易傷害胎兒正在發育的中樞神經。

> **健康小提醒**
>
> 洗浴的時間不要太長，將全身沖洗一遍就可以了。當然最好是改用熱水盆浴，再滴上幾滴精油，這樣不僅減少洗澡時間，對於減壓解乏也非常有幫助。

11 冷水澡應該怎麼洗才好

俗話說：「要想身體好，每天冷水澡。」很多人洗過冷水澡之後都覺得神清氣爽，甚至一年四季都洗冷水。那麼，洗冷水澡到底好不好呢？

對於大部分人來說，如果洗冷水澡的方法正確，可以加強人體適應氣溫的能力，特別是適應冷空氣的能力，不容易罹患感冒，對健康有益。

洗冷水澡對人體血管是很好的鍛鍊。洗冷水澡時，血管急速收縮，大量血液流向身體內部，過一會兒又流向體表，血管一伸一縮，長此以往，可以預防心血管疾病的發生。其次，用冷水洗澡，神經系統受到刺激，導致心跳加快、呼吸加深、血流加速，既能促進新陳代謝，也使皮膚變得柔軟、有彈性。洗冷水澡還有助於增強消化功能，對慢性胃炎、胃下垂、便秘等病症有一定的輔助治療作用。

不過，洗冷水澡必須注意以下幾點：

(1)從夏天開始，循序漸進，一直持續下去。

(2)每次洗冷水澡前先做「熱身」運動：用手揉搓皮膚數分鐘，直到發紅、發熱為止。

(3)洗澡時，先向四肢沖水，數分鐘後再沖胸、背部，讓身體逐漸適應。

(4)水溫不要過低，以 5 ～ 25℃ 為宜；時間也不宜過久，十至十五分鐘左右即可，最長不可超過半小時。

冷水澡並非人人適宜，以下這些人最好避免洗冷水澡：

(1)嬰幼兒及六十歲以上的老人最好不要洗。

(2)女性在經期、孕期不要洗，平時水溫也要避免過低。

(3)坐骨神經痛、關節炎病患洗冷水澡，神經受寒受涼會導致疾病加劇；高血壓患者洗冷水澡，會使血壓升高，甚至導致中風、昏迷等；心臟病患者洗冷水澡，會加重心臟負擔，引發心絞痛、急性心肌梗塞甚至猝死。

健康小提醒

劇烈運動後不要洗冷水澡，因為此時體表的毛細血管擴張，突然遇冷會增加心臟負擔，引發心慌、氣短、頭暈等不適。洗澡時如果出現皮膚持續變白、頭昏等症狀，要立即停止，以免發生意外。

12 毛巾最好每三個月更換一次

毛巾每天與我們的身體親密接觸，很容易藏汙納垢，如果清洗方法不正確，就會危害健康。

人體皮膚上的油脂、灰塵、水中的雜質、空氣中的細菌等，容易沉積在毛巾上，長期以這樣的毛巾擦拭皮膚，不僅無法清潔，反而會堵塞毛孔。

此外，毛巾上沾有汗液、淚液等分泌物，加上長時間處於溫濕狀態，經過一段時間，就會成為致病微生物滋生的樂園，如沙眼衣原體、金黃色葡萄球菌、淋球菌及黴菌等，如果疏於清洗、晾曬，大量細菌便會在毛巾中存留、繁衍，使用這樣的毛巾很可能造成感染。

毛巾一旦使用久了，深入纖維縫隙內的細菌很難清除，清洗、晾曬、高溫蒸煮等方式只能在短時間內控制細

菌數量，無法永久
清除細菌。所以，
最好三個月左右就
更換新的毛巾。

健康小提醒

毛巾使用完畢要及時清洗乾淨，每個星期
用開水煮十分鐘消毒，晾掛處要通風，最
好能及時烘乾或曬乾。

13 便後別只用衛生紙擦拭

多數人對於勤洗手、勤洗臉、勤洗澡等個人衛生很注
重，卻忽視了人體最髒的部位，一個更應該經常清洗的部
位——肛門。

任何病毒細菌都有適合其生存與繁殖的溫床，也有
令其迅速傳播的有利環境。越是骯髒的地方，越容易滋生
與傳播病菌。據世界衛生組織的報告資料顯示，糞便中的
病毒有一百多種，這些病毒在糞便中能生存數月。我們的
肛部肌膚有較深、較多的皺褶，每次排便都會留下糞便殘
渣，無論用什麼擦，都難以將殘留物擦乾淨，而且擦得越
仔細、越用力，越是容易將糞便殘渣推向深處。

事實上，唯有用水才能徹底清洗乾淨，沒有異味，預
防痔瘡病發生，女性更不易得尿道炎、膀胱炎。這是徹底
清除糞便殘留的有
效方式，洗的時候
倍感舒適，洗後則
乾爽、舒暢。

健康小提醒

便後用溫水沖洗，能將病菌徹底清除乾
淨，防止汙垢留存在身體。所以，大小便
之後不僅要洗手，最好也沖洗一下肛部。

14　白頭髮不要隨便拔

　　老年人白髮蒼蒼是衰老造成的。黑髮的生長，主要是靠髮根的黑色素細胞形成的。但是隨著人體的衰老，髮囊根部的色素細胞會停止製造黑色素，頭髮也就開始變白了。年輕人長白頭髮則是先天或後天原因所致。先天的一般是遺傳，很難醫治；後天的大多是因為壓力太大或營養不良。另外，飲食不均衡、缺乏微量元素也會造成過早就生白髮的現象。

　　如果出現了「早生華髮」的現象，千萬不要隨便拔，因為強行拔除白髮會傷害髮根，拔得太多的話，還可能引起皮囊炎。最好的方法是立即就醫，尋找白髮的原因，然後對症下藥。

> **健康小提醒**
>
> 不要讓頭髮過度曬太陽，因為紫外線可使頭髮中的化學結構斷裂，破壞頭髮的彈性，使頭髮變乾，顏色變淡。

15　巧用熱水能治病

　　熱水可以輔助治療各種虛寒氣滯性腸胃疾病，如便秘、腹瀉、脹氣、腹痛、消化不良等。尤其是腸胃病急性發作而藥物起效又慢時，用裝了熱水的杯子（裏上毛巾）或暖水袋溫敷腹部，並輕輕揉按，最後溫敷肚臍，就可緩解症狀。

患中風偏癱、面癱、類風濕關節炎等病時，可在針灸、藥物治療的基礎上，用酒瓶裝上熱水溫敷患處，並且滾動酒瓶，可以達到溫經通絡、散寒祛濕的功效。不過，溫敷時一定要注意不要燙傷皮膚。

感冒時可用熱水泡腳進行治療。將雙腳泡在熱水中，並在浸泡過程中不斷添加熱水，直到腳面發紅或身上微微出汗為止。在水中放一些鹽、醋，療效更佳。使用此法，輕度感冒一次就能治癒。

健康小提醒

用熱水泡腳能使外圍血管擴張，血壓隨之下降，所以血壓升高時可用熱水泡腳降壓。在電腦旁邊放一杯熱水可以緩解眼球乾澀、視力模糊等問題。

16 常踮腳有益養生

人的腿部肌肉發達，肌肉中又有大量血管，上下踮腳時，腿部肌肉會一緊一鬆。當肌肉放鬆時，來自心臟的血液會增加通往肌肉的量；當肌肉收緊時，會擠壓血管加快靜脈血液回流心臟，從而促進血液循環。

久坐或久站後，常會感到下肢痠脹，一些上了年紀的人更容易發生下肢靜脈曲張，嚴重者由於下肢血液回流不暢，會產生下肢皮膚色素沉澱、傷口經久不癒等現象。

下肢靜脈曲張需要及早預防，因為一旦出現就很難根治。為此，專家建議多進行踮腳運動，可以促進下肢血液循環，預防靜脈曲張。

當你久坐或久站時，不妨做做踮腳運動，每次五到十分鐘，對健康將有莫大助益。

17 用 40℃左右的水泡腳最好

用熱水泡腳可以明顯緩解頭痛症狀，但要控制水溫，既不能太低，也不能太高。養生專家認為，泡腳的水溫控制在 40℃左右為宜。

泡腳時，如果水溫太低則達不到泡腳的效果，過高則易導致雙腳血管過度擴張，而血管過度擴張會使大量血液流向下肢，從而引起心、腦、腎臟等重要器官供血不足，尤其對於患有心腦血管疾病的人來說，無異於雪上加霜。

泡腳時，水溫過高會導致體質較弱者因腦部供血不足而出現頭暈現象，嚴重者甚至會發生昏厥；另一方面，水溫太高也會破壞足部皮膚表面的皮脂膜，使角質層乾燥。

18 進屋不要急著脫外衣

　　一般情況下，春季室內氣溫低於室外，室內外溫差為負值；秋季室內氣溫高於室外，室內外溫差為正值。春季時，剛從溫暖的室外進入陰涼的室內不要急著把外衣脫掉。如果進入室內不注意保暖，而是延續冬季進門之後脫去外衣的習慣，就會打亂體內環境，特別是抵抗力、免疫力較弱的人就很容易著涼，導致呼吸道細菌大量繁殖，引起感冒。所以，應該養成進屋後不要急著把外套脫掉的習慣。

> **健康小提醒**
>
> 「春捂」的重點是照顧好「首足」。「捂」頭頸與雙腳，可以避免感冒、氣管炎、關節炎等疾病發生。

19 早晨賴床容易致病

　　正常的人體內分泌及各種臟器的活動有一定的晝夜規律，這種生物規律調節著各種生理活動，使人在白天精力充沛，夜裡睡眠安穩。如果平時生活較規律而到假期賴床，會擾亂體內生物時鐘的節奏，使內分泌出現異常。時間久了，則會精神不振，情緒低落。

　　年輕人賴床之後，常會不吃早飯或遲吃早飯，易引發慢性胃炎、潰瘍等，也容易消化不良。而且肌肉組織長期處於鬆緩狀態，代謝物不能及時排除，易引發腰部疾病。

另外，還可能影響記憶力，降低學習、工作效率。

老年人賴床易導致機體衰弱，損害心臟活動和休息的規律，導致心臟收縮乏力。賴床者由於不按時起床活動，不按時吃早餐，引發胃腸痙攣，導致飢餓性蠕動，還會誘發慢性胃炎、潰瘍病變、胃腸症候群。

健康小提醒

早晨起床後，早飯在七點鐘左右吃比較合適，因為此時晚飯的食物已消化完畢。

20 清晨起床要做四件事

一年之計在於春，一天之計在於晨。培養早晨起床後的良好生活習慣，對於身體健康有百利而無一害。

· 慢慢起床

猛然起身會使血液向上衝，造成血壓突然變動，容易引發頭暈等症狀。正確的做法是睜開眼睛後先不起身，躺在床上活動一下四肢和頭部，五分鐘之後再起身。

· 喝一杯涼開水

經過整夜的睡眠，胃腸排空，血液的黏稠度增加。而且整夜沒有攝取任何水分，很容易脫水。空腹飲用一杯涼開水，不僅可以降低胃腸的溫度，潤濕胃腸，增加胃腸蠕動，有助於消除便秘，並對痔瘡、肛裂有緩解症狀的作用。

・ 早上大便

　　早上七到八點是腸道蠕動最旺盛的時段，此時排便有助於毒素的排除。所以，應多吃白菜、白薯等高纖維食物，並在起床後養成排便的習慣。

・ 早上洗澡

　　早上洗澡有助於促使血液循環，而且清潔的感覺和洗後的芳香有助於一天心情愉快。

> **健康小提醒**
>
> 早上如果起不來，可以閉著眼睛做一些伸拉四肢的動作，例如：將左右膝蓋分別曲起使勁掰向身體另一側；以雙手將一個膝蓋抱在胸口維持十秒；仰面躺著，雙手盡量向後伸直，以鼻吸氣，以口呼氣，身體維持五秒不動，非常有助於清醒。

21 清晨起床不要急著開窗

　　很多人清晨起來會立刻打開關閉的門窗，但是，由於夜間城市底層大氣比白天穩定，湍流較弱，同時風速也較小，不利於汙染物的稀釋擴散，所以早上七點半左右，汙染物濃度依然很高。所以，對於生活在街道旁邊的人來說，不宜在清晨立刻開窗。

　　清晨溫度最低，氣壓最高。由於氣壓較高，空氣中的微小沙塵、不良氣體等汙濁之物，都被早晨較高的大氣壓力壓在接近地面的地方，很難向高空散發。所以說，此時正是一天之中地面空氣汙染最嚴重的時候，尤其是貼近地

面的空氣，品質最差。如果這個時候開窗換氣，不但無法達到清新室內空氣的目的，還容易把室外的不良氣體引入室內，從而對人體健康造成不良影響。

22 上午不宜過度運動

　　清晨容易出現脈搏加快、血壓升高、心臟供血不足等情況，因此，清晨六點到中午十二點之間，不宜過度運動，否則容易誘發心肌梗塞和腦溢血等心腦血管疾病。

　　為什麼會出現這種情況呢？因為在上午的這段時間進行體能鍛鍊，會對心臟造成額外的負擔，使心臟跳動更加吃力，甚至可能加速生成一些有害的化學物質，從而造成血液凝固、形成血栓，這些都是堵塞血管、阻礙血液流通、對人體臟器造成傷害的主要因素。

23 勤捏手指對健康有益

在神經反射療法中，刺激神經末端比直接刺激脊髓效果更佳，尤其是刺激手指的經絡。

(1)肝病：捏右手拇指的兩個關節。

(2)心臟病：捏左手小指三個關節的內側。

(3)糖尿病：捏左手拇指的兩個關節。

(4)高血壓：按左手小指的根部。

(5)耳鳴：捏雙手無名指的三個關節。

(6)痛經：捏雙手食指的三個關節。

(7)眼睛疲勞：捏右手中指的三個關節。

每次操作三分鐘，每天一至兩次。

健康小提醒

透過對手指的有益刺激，可調節臟腑功能，平衡陰陽，增強血管壁的彈性，可促進血液循環，也是有效防止老年痴呆的好方法。

24 裸睡有益健康

日本婦科醫師對裸睡進行了大量研究，發現有百分之六十的婦科疾病是因穿著不合適的緊身衣造成的。這些婦女一旦改為裸睡，不但立即感到被窩溫和舒適，而且會很快進入夢鄉。這是因為裸睡讓人覺得無拘無束，對失眠的人有一定的安撫作用。裸睡也有利於增強皮脂腺和汗腺的

分泌，促進皮膚的排泄和再生。

同時，裸睡有利於神經的調節，對於治療緊張性疾病的療效極高，還能促進血液循環，使慢性便秘、慢性腹瀉以及腰痛、頭痛等疾病得到改善。同時，專家們還發現，一些有生理性痛經的患者，裸睡後可以逐漸得到緩解；可以根本消除腹部內臟神經系統方面的緊張狀態，並可使全身內臟和體表的血液循環順暢，有利於增強適應和免疫能力，對一些有慢性疾病、腰痛症狀的人，能有較大程度的改善。

健康小提醒

裸睡時，上床睡覺前應清洗外陰和肛門，並勤洗澡。另外，冬季天冷時不宜裸睡，以免著涼。

25 有鼻涕就要擤出來

不少人感冒時都會有鼻塞等不適的症狀，有的人怕麻煩，或是一時不方便，沒有擤鼻涕，而是把鼻涕往鼻腔裡吸。這種做法不僅不衛生，更重要的是這個動作如果成了習慣，細菌會藉由鼻涕回到鼻腔，引發鼻炎、咽炎，甚至加重病人的心臟負擔，引發心腦血管病。

有些病人既有嗓子的問題，也有內科的其他症狀，卻很難治好。其實有這種情況的時候不妨檢查鼻子，病根可能在這裡。因為鼻子位於頭部中間，所以鼻子有問題的時候就像是一條河流的上游被汙染，再怎麼治理下游都不會有什麼成效。

　　事實上，鼻子每天要分泌五百到八百毫升的液體以保持整個鼻腔的濕潤，這種溫暖濕潤的環境可使人體免疫功能完善。如果受感冒等疾病的影響，鼻子長期處於有炎症的狀況，就會變成慢性鼻炎，各種細菌會從鼻腔進入呼吸道，甚至消化道，隨著血液到達全身，使人出現咽部炎症、心臟病、皮膚病、關節炎等問題，引發全身性的免疫力下降。

> **健康小提醒**
>
> 一定要養成良好的衛生習慣，有鼻涕就要向外排，才能避免更嚴重的感染。

26 進行體內毒素大掃除

　　過去認為，生病是由病菌、病毒、營養不良、不良生活方式和心理不健康等原因引起的。現代醫學研究顯示，如果體內毒素積聚過多，同樣也能使人致病。因此，我們應該像打掃環境一樣經常清除毒素。以下介紹四種方法，請依自己的實際情況採用。

・主動咳嗽清肺毒

　　肺是人體最易積存毒素的器官之一。自然界中的粉塵、有害氣體與金屬微粒及工業廢氣中的有毒物質，都能藉由呼吸進入氣管，最後進入肺泡，不但使肺受到傷害，有毒物質還會進入血液循環影響全身，此時可藉助咳嗽加以清除。每天可在清晨、中午和睡前，到室外空氣新鮮處

做深呼吸。深吸氣時先緩緩抬起雙臂，然後突然咳嗽，同時迅速垂下雙臂使氣流從口鼻噴出，將痰液咳出。如此反覆多遍，每天持續下去，就能使肺保持清潔。

· 飲水沖洗腸道

　　腸道（特別是大腸、直腸）是糞便形成和積存的地方。糞便中的毒素甚多，若不及時排出，不但引起腹脹，更會使人頭暈腦脹、思維受損，因此應保持大便通暢。清晨起床後至少要喝兩百毫升的水，多活動，不但能稀釋血液，防止血液濃稠引發腦血管意外，更能清刷胃腸，使大小便排出，清除毒素。

· 巧用食物淨化血液

　　人體內的自由基是氧化過程中的副產物，在體內積聚過多，會破壞去氧核糖核酸、膠原蛋白和正常組織細胞，使人出現皺紋、老年斑，甚至導致癌症和老年痴呆症。蔬菜水果屬鹼性，經常多吃能與飲食中的糖類、肉類、蛋類等酸性食品及代謝中的酸性物質產生化學反應，使血液保持弱鹼性，讓沉積在血管壁上的有毒物質被溶解，清除體內的自由基，並使之排出體外。

· 運動發汗沐浴清掃皮膚

　　體內毒素可藉排汗加以清除。汗和尿液相似，都是體內的廢物。因此為了清除體內毒素，運動是最好的方法。運動前多喝些水，出汗會更多些。洗熱水澡，水溫宜在

35℃ ～ 42℃，或洗三溫暖，都能使汗腺舒張，毛孔擴張，得以排汗和排毒，更能清除皮膚上的油膩汙垢，促進血液循環，活血化瘀，加速代謝。

健康小提醒

四種精選排毒食物：
胡蘿蔔能與體內的重金屬結合，生成一種對人體無害的物質然後排出體外。海帶含有褐藻酸，能減緩放射性元素鍶和鎘被腸道吸收，使之排出體外。黑木耳能抑制血小板凝集，降低膽固醇，黑木耳中的膠原能將殘留在腸道內的粉塵積聚在一起，然後排出體外。豬血含有血漿蛋白，經人體胃酸消化分解後，能與侵入腸道內的粉塵和有害金屬發生化學反應，變成不易被人體吸收的物質排出。

27 哭泣不宜超過十五分鐘

實驗與研究發現，哭對緩解情緒壓力是有益的。情到深處淚自流，所以有淚就讓它自然流淌，過分忍耐會出現精神萎靡、情緒低落，還會導致失眠，影響食慾。

不過，哭也要注意時間，不能哭得太久。因為哭多了不但會影響眼睛的健康，引起淚腺、眼瞼、角膜紅腫發炎，而且哭的時候，眼淚裡含有鹽分（其含量高於一般汗液），這些鹽分會灼傷眼部周圍的皮膚，哭多了也會使身體大量流失鹽分，造成脫水。

只要壓抑的心情得到發洩、緩解後就不要再哭了，否則對身體反而有害。心理學家主張哭不宜超過十五分鐘，要學會控制自

健康小提醒

「哭」要適當，因為人的胃腸機能對情緒極為敏感，憂愁悲傷，胃的運動減慢，胃液分泌減少，酸度下降，會影響食欲，甚至引起胃炎或十二指腸潰瘍。

己，做情感的主人。

28 唱 KTV 時這些東西不能隨便吃

唱 KTV 已經成為越來越多的人緩解疲勞、釋放壓力的一種方式。但要注意，在唱歌過度疲勞的情況下，喝冷飲、太熱的水或吃辛辣的食物，對嗓子都沒有好處。

連續高唱後，喉部的血管擴張，血液循環旺盛，此時會感到聲嘶、發音困難、喉痛和嗓子如同火燒般不適。如果這時飲用過涼或過熱的飲料，或吃辛辣的食物，喉部會因為突然受到強烈刺激，血管驟然收縮而阻礙血流的正常循環，猶如將燒紅的鐵塊丟入水中。

因此，在唱 KTV 時切記不可吃太過刺激的食物，可以飲用溫開水、熱茶或者用潤喉糖。如果出現聲嘶情況嚴重的現象，要在第一時間就診，千萬不可掉以輕心。

> **健康小提醒**
>
> 由於許多人在狹小的房間高歌，呼出大量二氧化碳及廢氣，室內空氣很容易變得渾濁，因此為了防止頭暈、頭疼症狀，在唱 KTV 時要記得經常出去透透氣。

29 出國旅遊應先調整生理時鐘

搭乘飛機時，由於機艙的艙壓比正常環境低，空氣又

比較稀薄、乾燥，很容易不舒服。時差會打亂生理時鐘，使人大腦昏沉、精神不振、注意力無法集中，甚至免疫力降低，易引發病毒或細菌感染。

為了確保旅遊的品質，最好在出發前幾天保持適度的運動量，睡眠一定要充足，飲食以澱粉類、碳水化合物及蔬菜為主。在飛機上可用耳塞、眼罩、枕頭來幫助睡眠。

想要調整時差就要提升睡眠品質，可以在睡前散步，要有正確的睡眠姿勢，養成良好的睡眠習慣；晚餐七、八分飽即可，睡前不要吃東西，以免加重胃腸負擔。

健康小提醒

調整生理時鐘，最好在出發前三天就開始。往東飛就每晚早睡一小時，往西則相反。家長不必擔心三歲以下幼兒生理時鐘的問題，因為他們的生理調節機制尚未固定，反而比大人還有彈性。

30 預防旅途「上火」

中醫的理論認為引起上火的原因很多，如胃火、肺火、肝火等。所以體內之火應該保持在一定的範圍內，比如體溫應該在三十七度左右，否則就會不舒服，出現紅、腫、熱、痛、煩等不適。

旅遊者長時間乘車、乘飛機、乘船，頻繁改變環境，連續參觀遊覽，心情難以平靜，會使身體處於一種興奮狀態，容易出現上火現象。其表現症狀很多，如口苦、目赤、頭暈、食慾下降、咽喉腫痛、眼結膜充血、小便短

赤、牙齦腫痛、口腔潰瘍、皰疹等。

　　中醫認為邪火大部分是由內而生的，是身體的陰陽失調引起的。防治「上火」可採用以下方法：有「上火」徵兆時，可口服牛黃解毒片（丸），每次兩片（丸），每天兩次。患有口腔潰瘍時，可外用口腔潰瘍散，口服維生素 C 和 B2。患有眼結膜炎時，可滴 0.25％氯黴素眼藥水，每二至三小時一次。

　　此外，防治上火還可以吃些敗火藥，如六味地黃丸、知柏地黃丸、三黃片等，這些中成藥大多有潤肺、滑腸、滋陰等瀉火作用。同時，在服藥時，還應多飲水，飲食清淡，注意休息。

> **健康小提醒**
>
> 一些人把「上火」看作小毛病，認為吃點藥就可以了。一般來說，在上火比較輕微的情況下是可以自己調節的。但是對於老年人或有心血管疾病的人來說，還是應該多加留意。

31　運動鞋不宜穿太久

　　穿運動鞋時間長了，腳部會排出許多汗水。尤其是夏天，腳更容易多汗，鞋內汗水和濕熱刺激腳部皮膚，會發紅、脫皮，甚至罹患腳癬病。另外，運動鞋多平底無跟，身體負荷在腳部分配不均，使人體的內臟、肌肉、韌帶、骨與脊柱處於不正常位置，對於

> **健康小提醒**
>
> 為了身體健康，運動鞋不要一直穿，要試著與其他種類的鞋換穿。有一點跟的皮鞋或布鞋能使人體重心平均分布在後腳掌，使韌帶、肌肉、骨與脊柱保持正常的位置與工作狀態。

正處在發育旺盛時期的青少年，害處尤為明顯。

32 不宜和寵物過分親密

有些人喜歡養貓、養狗、養鳥，甚至同吃同睡。其實，這種做法會對人體的健康造成不可忽視的傷害。

寵物身上的傳染病菌多得嚇人，像貓、狗、鳥等動物身上極易寄生跳蚤、蝨子、蟎等害蟲。這些動物整天到處亂跑，還會沾染各種病毒、細菌和寄生蟲卵。如果人感染了這些病原微生物，就會生病。尤其是貓身上常帶有一種叫做弓形蟲的寄生蟲，如果孕婦感染了這種寄生蟲，就會導致體內胎兒的大腦發育受損。

動物每天都要排出很多糞便，這些糞便含有大量病毒和病菌。例如，鴿子的糞便中就含有一種叫隱球菌的致病微生物，可隨塵土在人呼吸時進入人體內，也可汙染食物。如果吸入或吃進了這種致病微生物，就會出現發熱、頭痛、咳嗽、胸痛等症狀。

此外，小狗的腸道寄生蟲也會傳染給人，讓人出現皮疹、發熱、咳嗽，兒童則會出現體重減輕等症狀，部分病人還會發生肝脾腫大、肺部感染、癲癇和行為障礙等。

健康小提醒

除了不要與寵物過分親密外，還要注意以下幾點：一是定期為寵物洗澡、消毒，最好兩天一洗，不給細菌留下可乘之機；二是要定期打掃寵物的休息地，清掃完畢後，再用消毒水消毒一遍；三是要及時清理寵物的排泄物，以免造成細菌滋生。

2

不可不知的疾病防治

1 容易忽略的要命毛病

生活越來越便利，科技越來越發達，各種疾病也與日俱增。仔細傾聽身體發出的聲音，它們可能隱藏了疾病徵兆。

· 視力減退

日夜在電腦前加班，視力明顯下降，此時要特別當心！眼睛經常發花、眼角乾澀、看不清東西，很可是肝臟功能衰弱的先兆。如果按一按肝臟的四周，有發脹的感覺，十有八九是肝臟出了問題。這時除了及時就醫外，還要注意別讓眼睛太過疲勞，用眼不當會影響到肝臟。

· 腳腫

最近腳有些腫，還伴隨著痛癢……這個看似尋常的症狀，可不能輕忽了！它很有可能是在對你說：「你的靜脈出了問題！」腳腫了，往往是由於靜脈栓塞而引起的，靜脈中的一些小血管被堵住了，血液回流不順，就出現腳腫的症狀。一定要及時看醫生，不然很可能導致下肢浮腫，甚至引發肺栓塞，影響生命安危，所以絕對不能掉以輕心。如果發現自己腳腫，藉由按摩不僅無法消腫，反而越來越嚴重的話，就要特別小心了。

· 睡覺流口水

睡覺流口水可能是神經失調引起的。唾液分泌的調節

是神經反射性的，「望梅止渴」就是日常生活中條件反射唾液分泌的一個例子。除此之外，口腔若是不夠衛生，也會出現流口水的現象。口腔的溫度和濕度最適合細菌繁殖，睡覺流口水，正是在提醒你：小心牙周病，要去看牙醫了。

・ 疤痕變化

如果身上的一些慢性皮膚病，如燒傷或外傷後的疤痕，或慢性皮炎等，最近忽然發生一些莫名其妙的變化，那就一定要注意了。如果經過治療，這些病變反而增大，或是破潰、變硬、變厚、色素加深、角化過度，甚至出血，這時就要小心有皮膚癌的可能。如果皮膚上出現了一些硬硬的小腫塊，一直不消，就必須到醫院做檢查。

・ 眼瞼下垂

怎麼覺得眼皮越來越厚重，忽然有些下垂呢？你要當心了，這是許多疾病的早期症狀。「重症肌無力」的先兆就是緩慢發生的眼瞼下垂。先是一隻眼，然後是另一隻眼，早晨輕，晚上重。比較嚴重的還有顱內動脈瘤。如果眼瞼下垂是一側性的、突然的，瞳孔散大，應立即前往神經科檢查。

・ 虹視

注視燈光時，周圍出現了一圈彩虹般的光圈？小心，你可能有隅角閉鎖型青光眼。隅角閉鎖型青光眼是一種常見的、可導致失明的眼病，早期症狀是出現虹視，就是這種看見彩虹光圈的現象。光圈近看較小，遠看較大，紫色

在內，紅色在外。

· 胃痛？

　　胃痛是一個重要的報警。與一般的胃病不同，心臟病引起的胃痛很少會出現絞痛和劇痛，壓痛也不常有，只有悶悶、脹滿的感覺，有時還伴有鈍痛、灼熱感及噁心慾吐感。

· 手心出汗

　　手心出汗，可不是在說你身體好，特別是年輕人。女性手心會發熱，很有可能得了慢性腎盂炎。前期一般有持續性或間歇性手心發熱、出汗，或伴有全身發熱。

> **健康小提醒**
>
> 只要及早發現，癌症也有可能治癒。所以，好好聆聽身體發出的訊號，就能避免小病變大病！

2 影響孩子健康的不良習慣

　　日常生活中，一些父母常會忽視影響孩子身體健康的生活習慣，如日常動作、營養飲食、睡眠健康等，尤其以下這些習慣和行為，會對小孩的成長發育帶來不良影響，要特別小心。

· 常托腮

　　如果經常托腮，使腮部受壓，時間久了會妨礙牙齒的正常發育。同時，坐姿不正，也影響脊椎發育。

· 穿皮鞋

小孩子的肌肉嬌嫩，骨骼軟，而皮鞋硬度大，伸縮性小，過早穿皮鞋會壓迫腳部神經的血管，影響腳掌和腳趾的生長。

· 穿拉鍊褲

父母在為小孩買衣服時，最好不要選購拉鍊褲。男孩穿拉鍊褲，小便後容易不小心把生殖器的皮肉嵌到拉鍊中，造成不必要的傷害。

· 吃甜食

小孩吃過多甜食，會讓口腔內細菌繁殖、發酵、產生酸性物質而腐蝕牙齒，形成蛀牙。甜食吃得過多，體內消耗大量維生素 B，降低體內鈣質，使眼球彈力減弱，易患近視或加重近視的程度。此外，甜食吃太多，也會影響食慾。

· 吃皮蛋

皮蛋醃製原料中含有氧化鉛或鹽鉛，因而醃好的皮蛋內含有少許鉛。長期食入微量鉛，對神經系統、造血系統和消化系統會造成明顯危害。小孩對鉛毒尤為敏感，吸收率高達百分之五十，加上腦部和神經系統還未發育成熟，更易受鉛毒損害，影響智力發育。

· 戴有色眼鏡

視覺是隨年齡的增長而逐漸發育的，常戴有色眼鏡，

孩子的視網膜沒有得到足夠的光線刺激而不能參與視覺發育過程，會造成弱視。

・ 睡沙發床

處於生長發育階段時，身體各系統還沒有發育成熟，特別是骨骼柔軟嬌嫩，可塑性大。如果讓孩子長期睡在沙發床上，易引起骨骼變形，甚至出現駝背、脊椎側彎等現象，同時還會使神經系統和血液循環受損。

・ 開燈睡覺

閉著眼睡覺，眼瞼仍有部分透光，昏暗中嬰幼兒的視網膜比成年人敏感，即使是微弱燈光，仍可能嚴重影響發育。此外，人體最高司令部——人腦中的「松果體」除有效地控制「時差」外，它所分泌的「褪黑激素」也與人體視力有密切關係。夜間開燈睡覺時，環境的亮度較高，褪黑激素的分泌減少，視力因而受害。

> **健康小提醒**
>
> 如果一些小事不加注意，等到釀成大禍時就後悔晚矣！

3 小孩肚子痛未必是生病

很多時候，小孩肚子痛不是病，而是一種正常的生理現象，有人將它稱為「胃腸生長痛」。

胃腸生長痛並不是醫學專業名詞，而是對非病理性表現的描述，即小孩在生長發育期（三到十二歲），由於

器官發育不健全而出現的胃腸功能紊亂，會伴有短暫的腸痙攣、臍周痛，但是沒有出現發燒、嘔吐、腹瀉等異常反應。這種疼痛沒有一定的規律，疼痛程度也不一樣，一般都很短暫，很快就會緩解。

當然，除了這種「胃腸生長痛」，其他原因造成的非病理性疼痛也很常見，例如天氣突然轉涼，如果不注意保暖，小孩很容易出現腸痙攣。葷素搭配不當、冷熱更替不均，也會引起腹痛。另外，食物過敏也會引起肚子不適，比如魚肉、新奇而不常吃的水果等。

健康小提醒

很多家長把這種查不出原因的「胃腸生長痛」認為是小孩故意裝病，從而責罵孩子，造成親子關係緊張。多花一些時間關心孩子吧！

4 感冒後的注意事項

(1)服用維生素 C 可縮短感冒期，並緩和咳嗽、打噴嚏等症狀。

(2)攝取鋅可縮短感冒時間，同時大幅減輕喉嚨痛等症狀。但服用鋅須依照醫生指示，高劑量的鋅可能引起中毒。

(3)保持樂觀的心情，可促進免疫系統的活力。

(4)多休息，保留復原的體力，也可避免一些併發症。減慢每天的活動，避免過度勞累。

(5)避免參加聚會，以免過度消耗體力。

(6)注意保暖。

(7)飲食清淡，少吃脂肪、肉類及乳品，多吃新鮮蔬果，以減輕身體的負擔。

(8)喝熱雞湯有助於鼻腔黏液的流動，可幫助體內排除病菌。

(9)多喝水，補充感冒時所流失的體液，幫助排出有害雜質。

(10)以鹽水漱口，可緩解不適。

(11)淺啜半杯葡萄酒，有助於打通鼻塞並幫助入睡。

(12)以棉花在鼻子周圍塗凡士林，可潤滑過度擤鼻的疼痛感。

(13)若發燒 38.5℃ 以上或小孩發燒，應盡快就醫。

(14)任何劇痛都應就診，如：耳痛、扁桃腺腫、鼻竇痛、肺痛或胸痛。

(15)吞嚥極度困難或食慾不振時應就醫。

(16)氣喘或呼吸短促時應就診。

健康小提醒

不要輕忽感冒，因為小小的感冒很有可能引來大麻煩！

5 孩子感冒的三個危險

・喉炎

喉炎是小兒喉部黏膜發生的炎症，是病毒或細菌從上呼吸道向下蔓延的結果。喉梗阻是喉炎最常見也最危險的病理變化，輕者呼吸困難，重者可致窒息而危及生命。

　　對策：孩子一旦得了喉炎，就要及時送醫院治療，絕不能因為發燒程度不高而延誤。另外，不能隨便服用止咳藥，有些止咳藥會引起排痰困難，從而加重呼吸道阻塞。

・ 心肌炎

　　心肌炎是孩子感冒的一大危險。這類病患往往先出現感冒症狀，如發燒、咳嗽、咽痛、流涕、嘔吐、腹痛、腹瀉……心肌炎易導致急性腦缺血，引起癲癇或突然死亡。

　　對策：孩子感冒後，除了積極治療，也要仔細觀察以上症狀，一旦發現有異常，就要及時住院診治，以防不測。

・ 頸椎位移

　　兒童得了感冒後，咽部特別是咽後壁的炎症就可能波及寰軸關節，使椎骨充血，韌帶和關節囊鬆弛，如果頭頸部用力運動，很可能導致頸椎位移。

　　對策：睡覺時不要用過高的枕頭，一旦發現孩子頸部活動受限，應立即就醫。切忌自行按摩或扳正，以免損傷脊髓而致癱瘓。

健康小提醒
小小的感冒也不可掉以輕心！

6 孕婦感冒的預防與治療

　　孕婦懷孕期間，抵抗力下降，極易感冒。然而藥物對胎兒有一定的影響，故孕婦感冒最好別吃藥。以下介紹幾種不用吃藥打針就能治療感冒的方法：

(1)感冒初期喉嚨癢痛時，立即用濃鹽水每隔十分鐘漱口及咽喉一次，十餘次即可見效。

(2)喝雞湯可減輕感冒時的鼻塞、流鼻涕等症狀，而且對於清除呼吸道病毒有較好的效果。經常喝雞湯可增強人體的自然抵抗力，預防感冒的發生。

(3)將金屬湯匙放在開水裡加溫後（以不燙傷手為度），放在手掌表面「治感冒穴」上按摩，熱按摩片刻後，再用泡在冷水裡的湯匙刺激該處。輕微感冒或咳嗽者，按照上述方法刺激五到十次即可。手掌的治感冒穴位於左手掌大拇指和食指之間（近虎口處），以及右手大拇指第二關節以下部分的掌面。

(4)在保溫杯內倒入 42℃ 左右的熱水，將口、鼻部放在茶杯口，不斷吸入熱蒸氣，一日三次。

(5)咳嗽者可用一顆雞蛋打勻，加入少量白砂糖與生薑汁，用半杯開水沖服二至三次即可止咳。

健康小提醒

孕婦應多休息，在感冒流行期間，注意個人衛生，不接觸感冒的病人。家裡要保持通風，溫、濕度要適中，可經常用醋薰蒸房間，保持好心情，增強對疾病的抵抗力。

7 九種疾病像感冒

・病毒性肝炎

初期多有發熱、精神不振、倦怠乏力、頭暈頭痛等。

主要有病程長、厭油膩、黃疸、肝區痛、化驗可見轉氨酶增高等症狀。若已患感冒且長久不癒並出現上述症狀者應及早確診治療。

・流行性感冒

其主要特徵為短期內同一地區有大批相同症狀的感冒病人出現，突發高熱，頭痛不適，少有腹痛，呼吸道症狀相對較輕，眼結膜炎症比較多。它是由流感病毒引起，主要措施應採取對症治療、抗病毒等。

・流行性腮腺炎

常以普通感冒形式出現，而後突然出現高熱不退，同時腮腺炎性腫大，面頰腫痛，持續三至五天。該期若未及時治療，便會引起化膿性腮腺炎及各種併發症，如腦炎、副睪炎、急性胰腺炎和腎炎等。

・流行性腦膜炎

冬春多發，傳染性強，初期多鼻塞、流鼻涕、渾身痠痛，很快發展為撕裂狀頭痛、噴射樣嘔吐、頸項僵直、遍身紅疹、昏迷，後遺症較為嚴重。

・流行性 B 型腦炎

蚊類傳染病。主要特徵是起病急，季節性強，多集中在七、八、九月，且好發於十歲以內兒童。臨床可見體溫迅速上升，伴隨頭痛、嘔吐、精神不振，甚至昏迷或癲

癇，少數有肢體癱瘓等。

‧ 麻疹

　　嬰幼兒多發，全身皮疹和頰黏膜有麻疹白斑，三到五天即蔓延全身，高熱 40℃ 持續不降。若無異常兩周即癒，反之則可引起腦炎、肺炎和眼角膜炎等，死亡率高。

‧ 猩紅熱

　　主要特徵有高熱，遍體細小紅丘疹，面頰紅暈，口周蒼白，舌質鮮紅若草莓狀，繼而皮疹脫屑而癒，應注意與感冒區別。

‧ 肺結核

　　臨床可見持續反覆的低熱、盜汗、食慾下降，伴隨咳嗽吐痰、體形消瘦等，反覆痰檢可查到結核桿菌而確診。

‧ 風濕性疾病

　　多發於普通感冒之後，伴有漫長的病史，逐漸出現遊走性關節腫大疼痛。若此期得不到適當治療，可引起心臟瓣膜受損，進而繼發風濕性心臟病。應特別注意，若感冒後不明原因發生四肢關節紅腫熱痛，應考慮風濕熱的可能。

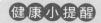

健康小提醒

對於生活中出現的小問題不能大意，自以為是，以免延誤病情。

8 老年人要防體位性低血壓

　　老年人經常發現這樣的情況：上廁所起身時一陣眩暈，摔倒在地，送至醫院，這是由於體位性低血壓所致。體位性低血壓一般是由體位突然轉變引起，如從平臥位或蹲位突然轉為立位，或者長時間站立也可引發低血壓。

　　體位性低血壓是老年人常見病，在日常生活中應採取以下預防措施：

　　(1)蹲位大便後不可突然站起，應扶牆或藉助其他物體逐漸起立。

　　(2)洗熱水浴時要事先準備好小椅子，坐在椅子上洗。洗完後躺一會兒再起立活動。

　　(3)不宜久站，呈站立狀態時要每隔幾分鐘活動一下。因為老年人的肌肉功能下降，久站會有大量血液積於腿部，導致心臟血液輸出量下降，影響血液循環。

　　(4)少食多餐，且餐後不要馬上活動，可休息三十到六十分鐘後再站起行走。

　　(5)服用利尿劑、抗憂鬱藥、抗帕金森藥物時要注意，這些藥物會降低循環血量或影響交感神經活性而引起藥物性低血壓。因此，服藥前要仔細閱讀説明書，凡可引起頭昏及低血壓的就要注意。

　　(6)運動要適量。可進行一些運動量不大的活動，

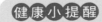

健康小提醒
老年人的生活應更加注重細節保健。

如步行、慢跑、游泳等，並以運動後無氣喘、心率每分鐘不超過一百次為宜。

9 心腦血管病急救方法

心腦血管疾病突發，病人自身很難採取急救措施，這時候就需要旁人的幫助了。

· 遇到腦出血病人

發生腦出血的多有高血壓病史，常於體力活動或情緒激動時突然發病，伴有頭痛、嘔吐、意識障礙及肢體運動障礙，還有可能偏癱、失語。

我們要做的是：(1)撥打 119；(2)讓病人保持安靜，減少搬動，將頭部稍微抬高，避免再出血；(3)病人如嘔吐，將他的頭偏向一側，防止窒息；(4)出現呼吸、心跳驟停者，實施心肺復甦。

· 遇到心絞痛病人

運動或受到過度刺激都會誘發心絞痛，這時患者胸前有壓迫感、胸部絞痛、喉部有哽塞的感覺、呼吸短促。

我們要做的是：(1)協助病人坐下或躺下休息，安慰鎮定其情緒；(2)讓病人服用隨身攜帶的治療心絞痛的藥物；(3)吸氧氣，保持空氣流通；(4)心絞痛持續、加劇，要撥打119；(5)必要時實施心肺復甦。

天氣變涼，老毛病很容易復發，尤其是心腦血管方面的疾病，處理不當還有可能要人命。如果能掌握相關的急救常識，就能減少許多悲劇。

健康小提醒

除了易發心絞痛的病人攜帶的急救藥物之外，藥是不能隨便吃的。例如有些冠心病患者原本是高血壓，出現心肌梗塞之後如果測血壓會發現低得測不出來，此時如果按照一般的想法服用降壓藥的話就很危險了。

10 人中是急救的重要穴位

人中是民間常用的急救穴，常用來救治中暑、突然昏迷、高熱驚厥、癲癇以及突然出現的呼吸停止、低血壓、休克、一氧化碳中毒等。但是，為什麼刺激人中會有一定的急救效果呢？

研究發現，刺激人中具有升壓作用。血壓是重要的生命徵象之一，任何原因造成的血壓過低都會危及生命。在危急情況下，提高血壓可以確保各重要器官的血液供應，維持生命活動。另外，刺激人中對於另一項重要的生命徵象呼吸活動也有影響，給予人中適當的刺激有助呼吸活動的進行。

由此可見，人中的急救效果是藉由改善機體的心血管活動和呼吸活動而來，刺激其他穴位則無法出現上述反應。

雖然刺激人中對於血壓和呼吸這兩個重要的生命徵象都有影響，但對

健康小提醒

指掐人中或針刺人中只是一種簡便的應急措施，在運用該法急救時，應及時與醫務人員聯繫，並採取搶救措施，以免擔誤病情。

呼吸的影響並非都是有利的，如果連續刺激有時反而會導致呼吸暫停。正確的方法是以適當的節奏刺激，可用指尖掐人中或用針刺激人中，每分鐘二十至四十次，每次持續半秒到一秒。

11 覺得腿涼時莫大意

人的下肢距心臟最遠，局部血流相對緩慢，而人們為了行走方便，穿著也較少。因此，在冬春季節，尤其是停止活動的時候，下肢特別是腳部便會感到十分寒冷，這是正常的生理現象。

然而有的人即使氣候並不冷，鞋子也夠保暖，仍然感覺下肢寒冷、麻木，這種異常的下肢冷，很可能是由某種疾病引起的。那麼，異常的下肢發冷主要與哪些疾病有關呢？

・ 血栓閉鎖性血管炎

發病初期，大多表現為受寒後感到足部發冷、麻木、疼痛；走路時小腿痠脹、乏力。若病情逐漸加重，可表現為間歇性跛行（即走幾步之後就感覺下肢無力，要停下來休息）、患肢發涼、怕冷、麻木、疼痛加劇、尤以夜間為甚。

・ 閉鎖性動脈硬化

早期症狀為患肢發冷、麻木感，以及間歇性跛行，隨後可見患肢皮膚蒼白、觸覺減退、溫度減低、肌肉萎縮、

趾甲增厚變形等。老年人、高血壓及高脂血症、糖尿病患者，如發現上述症狀，應特別謹慎注意。

· 雷諾氏症

　　血管神經功能紊亂引起的肢體末端小動脈痙攣性疾病。表現為四肢遠端陣發性發白、紫紺、潮紅和疼痛，通常是因寒冷刺激或情緒激動所誘發。

· 高安氏動脈炎

　　據報導，患者之中有近兩成是由於動脈炎症波及供應下肢血液循環的大動脈，導致下肢缺血缺氧。表現為下肢寒冷感，並伴有下肢疲軟、麻木、疼痛，同時有間歇性跛行。

> **健康小提醒**
>
> 由此可見，一旦發現異常的下肢冰冷，應及時去醫院診治，以免貽誤病情。

12 用牙刷洗擦舌背可治口臭

　　口臭雖是一種常見病，卻影響患者的社交，造成心理障礙。研究顯示，九成口臭是由口腔內產生的硫化物引起的，患者只要每天持續用牙刷洗擦舌背就能使口腔內的硫化物降低四分之三，大大減輕口腔異味。

　　口臭的主要成因是口腔或牙縫殘留的食物殘渣被細菌分解，從而產生揮發性硫化物及其他異味物質。對於同時患有牙齦炎、牙周炎的患者，口臭氣體中的揮發性硫化物

還會對牙齦、牙周組織造成破壞，加重牙齦炎和牙周炎。

最新研究顯示，舌背對於口臭的形成遠遠大於牙齦炎、牙周炎。口腔專家曾經做過試驗，藉由刷牙、清除牙菌斑、牙結石等方式，口臭氣體中的硫化物只能降低不到四分之一，但若藉由刷舌背或清潔舌面，口臭氣體中的硫化物則可以降低四分之三。

不僅如此，有研究進一步表示，口腔呼出的硫化物除了與舌背臭味相關之外，還與舌苔及舌表面的溝裂等結構密切相關。尤其是年輕人，患有口臭的主要原因就是舌背上的舌苔。

對於厚舌苔的治療，每天徹底清潔牙齒，愛護口腔衛生是關鍵。並應在舌苔較黃、較厚的區域，每天用牙刷輕輕擦洗舌背。對於較嚴重的患者，可用具有消炎防腐作用的漱口水，在飯後漱口。

> **健康小提醒**
>
> 要保持口氣清新，平時還要注意少吃零食、甜食，並且每次吃喝過後必須及時漱口與清潔牙齒。

13 夜咳請您查查「蟲」

引起咳嗽的原因很多，主要是咽喉、氣管、胸膜感染炎症或心臟病變的影響，以及多種物理、化學因素對呼吸道的刺激所造成。然而不少腸道寄生蟲的病人（特別是蛔蟲感染）也有咳嗽的症狀。

由腸道寄生蟲引起咳嗽的特點是：少痰或無痰的乾

咳；稍費勁而連續多聲的痙咳；夜間入睡後陣發性咳，夢中咳醒；白天少咳，但晨間可用力咳出凍膠狀、灰黑色、質地強韌且帶銅腥味的痰塊；持續數月的咳嗽，且無發熱、胸痛等症狀；使用抗菌消炎藥或止咳平喘藥，效果不佳；X光檢查見雙肺大片陰影，為「呂佛勒徵候群」（蛔蟲幼蟲移行症）；

血液檢查可見嗜酸性白血球的絕對值和相對值都升高。

健康小提醒

如果遇到具有上述特點的咳嗽，特別是夜咳，不妨送檢糞便，以區別可能被誤診的慢性氣管炎、肺炎或肺結核等。

14　打嗝不止的原因

打嗝會發生在各種狀態之下，最常見的是飯後。大部分打嗝不會傷害身體，不須在意，但偶爾也要小心，尤其是老人的打嗝有時亦可視為腦中風的前兆，此時除了打嗝之外，大多會伴隨嘔吐、步伐蹣跚、語音模糊等症狀，因此必須注意觀察。

此外，胃痛、膽結石、肝病、闌尾炎、大動脈瘤、自發性氣胸以及消化道腫瘤等疾病也會引起打嗝。基本上這些疾病除了打嗝之外，多半都會伴隨疼痛等其他症狀。

抑制打嗝的方法：

(1)分散注意力，消除緊張情緒及不良刺激。

(2)身體往前傾喝開水，喝一大口，分次吞下。

(3)用力壓迫舌根附近，若無壓舌棒，可用湯匙柄代

替，但應避免誤食。

(4)從眼瞼上壓迫雙眼。

(5)嚼服生薑片。

(6)將生韭菜洗淨，榨出菜汁後口服。

(7)柿蒂（指新鮮柿子或柿餅的蒂）每次二十枚，煎水成一百毫升，分兩次口服。

健康小提醒

打嗝一般是因太急、太快吞嚥食物，或食用刺激性食物，以及胃蠕動遲緩，吃太多食物而引起，會自然消失。但如果連續打嗝且時間較長，要盡快去醫院檢查，特別是老年人。

15 眼皮跳不停怎麼辦

所謂的眼皮跳，其實是部分眼輪匝肌肌纖維在短時間內不能自主地持續收縮，以致牽動其上的皮膚所致。

一般在疲勞過度、用眼過久或睡眠不足時，容易發生眼皮跳，其他像是強光、藥物產生的刺激，或是眼睛裡有異物，或常常抽菸喝酒等等，都會刺激眼睛，引起眼皮跳。正常的情況下，只要經過一段時間，便會自動恢復，也可閉上眼睛休息一下，或用熱毛巾敷眼，並配合均衡的日常飲食和充足的睡眠，可縮短眼皮跳動的時間。

如果眼皮跳個不停，便應找醫生診治了。假使你的眼皮跳動，是連同半側面部肌肉、眉毛及口角皆抽動的話，則可能是顏面神經受到刺激所引起的痙攣現象，應積極治療，否則將會出現眼斜之症。

中醫認為眼皮跳動是由久病過勞損傷心脾，或肝脾血虛，日久生風造成的。若是心脾兩虛引起的，並兼有失眠健忘、心煩心悸、食少體倦等症，可以「歸脾湯」加減藥物治之；若是因血虛生風引起的，並常跳動不止，且與眉、額、面、口角相引而不能自控，則以「當歸活血飲」加減藥味治之。

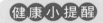

健康小提醒

就醫學的角度來看，「左眼跳財，右眼跳災」這類說法是完全沒有根據的。

16 你的口味說出你的病

· **口酸**

多為肝膽之濕熱犯脾胃所致，常伴有胸悶肋痛，多見於胃炎和消化性潰瘍的患者，與胃酸過多密切相關。

· **口甜**

中醫認為「脾熱口甘」。現代醫學研究證實，消化功能紊亂會引起各種消化酶的分泌異常，尤其是唾液中的澱粉酶含量增加，刺激舌黏膜上的味蕾而感覺口甜，臨床上糖尿病人由於血糖增高，所以覺得口中發甜。

· **口苦**

肝膽蓄熱，膽氣薰蒸所致。多見於急性炎症的患者，

尤以肝膽病者為甚。中醫認為口苦多屬於肝膽熱症。醫學專家發現，癌症病人喪失了對甜味食物的味覺，但對食物的發苦感覺卻與日俱增，這與患者舌部血液循環阻礙和唾液內成分改變有關。

· **口辣**

口辣是鹹味、熱覺與痛覺的綜合感覺。多為肺熱或胃火上升所致，有時咳嗽，舌苔薄黃。高血壓、更年期症候群、長期低熱患者常有口辣的感覺。自覺口辣的患者舌溫可能偏高，舌黏膜對鹹味與痛覺都特別敏感。

· **口鹹**

慢性咽喉炎、口腔潰瘍、慢性腎炎、腎功能損害的患者常會感到口鹹。中醫認為「鹹為腎味」，此症常見於腎陰不足者。

· **口淡**

多見於脾胃虛寒或病後脾虛，兼有食慾不振，四肢乏力，胸脘脹滿，舌淡苔白。現代醫學認為是消化系統和內分泌系統疾病、營養不良、維生素與微量元素鋅缺乏、蛋白質和熱量不足所造成的疾病。不過，老年人因味蕾退化也會產生口淡無味的感覺。

· **口香**

多見於糖尿病重症病人。由於胰腺的胰島素分泌功能

受阻礙，藥物又控制不住人體血糖的升高，造成肌體酮體蓄積，常致肝昏迷，致使唾液內糖量升高，似覺口中有清香的甜味。

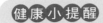

健康小提醒

我們的口嘗盡了人生的酸甜苦辣，也是生命的重要門戶。

17 從手部觀察生了什麼病

(1)有人清晨醒來兩手發脹、屈伸不利，起床後不久便逐漸好轉或消失了，這表示可能心、腎、肝臟有病或患有營養不良性浮腫。遇此情況，應去醫院查明原因予以治療，否則時間久了還會導致皮膚和毛髮黯淡憔悴，影響整個容貌。

(2)手指麻木是手指常見症狀。輕微麻木往往會被忽視。如果中老年人經常麻木，或是患有高血壓病，應該小心是「中風」的先兆。中風麻木的特點是先從無名指麻起，然後發展到中指，最終涉及全手。有的人也可能先從食指麻起，逐漸向上放射，嚴重時麻木可擴展到前臂。

(3)有些疾病會讓手的形態發生改變。劇烈嘔吐、腹瀉後，由於脫水，指腹可能發生乾癟現象，補充水液以後，該症狀則逐漸消失。患有肺氣腫、先天性心臟病或支氣管擴張病的人，有時手指末端指節往往變得肥大，像個鼓槌，指甲也向上凸彎，有如鸚鵡嘴，醫學稱作「杵狀指」。前臂外傷時，如果正中神經或尺神經受傷，手雖沒有受傷，但手往往不能伸直，呈半屈狀態。遇到這種情況

宜去醫院進行手術矯治，以防後患。

（4）以酒為伴的人，如果發現手顫現象，應慎重對待。如果嗜酒成性應考慮是否已有慢性酒精中毒，應控制飲酒或戒酒。不飲酒的人應考慮甲狀腺機能亢進。另外，服藥過量、神經質的人也會出現手顫現象。老年人如果發生兩手不自主震顫，並伴有搖頭症狀，多為中醫所說的「風象」，應及時就醫治療。

> **健康小提醒**
>
> 中毒性神經炎表現在手上的症狀是手腕和前臂無力，嚴重時連抬腕這種簡單的動作都不能完成，手腕呈下垂現象，醫學上稱作「垂腕」。

18 頸椎運動防治頸椎病

頸椎運動既能預防頸椎病，也能治療頸椎病，而且鍛鍊的方法簡單，或坐或站都能進行。

準備動作

雙腳張開與肩同寬，兩手臂放在身體兩側，指尖垂直向下（坐時兩手掌放在兩大腿上，掌心向下），眼睛平視前方，全身放鬆。

具體步驟

（1）緩慢抬頭，要盡可能把頭頸伸長到最大限度，並將胸腹一起向上伸（不能單純做成抬頭運動）。

(2)將伸長的頸慢慢向前向下運動。

(3)再緩慢向後向上縮頸。

(4)恢復到準備動作。

注意事項

(1)每做一次（1～4）連續運動約需一分鐘。

(2)向上伸頸和向後縮頸都要挺胸收腹。

(3)依據個人不同情況，每天可做數遍，每遍可做數次。

　　這種伸頸運動可以改善頸部肌肉韌帶的血液供應，使血液循環加快，肌肉韌帶更加強壯，骨密度增加，預防骨質疏鬆，從而減少頸椎病的發生。這種運動不需要運動場地，隨時隨地都可進行，不但能鍛鍊頸椎，還能使胸部、腹部及內臟得到鍛鍊。

> **健康小提醒**
>
> 人的頸椎上連頭顱，下接軀體，支配頸部、軀幹及四肢的許多活動，同時也有容易受傷和受損的危險性。特別對於長期伏案和低頭工作的老人來說，頸椎病的發病率較高。頸椎病的發生和發展，還會導致其他疾病，如動脈硬化、高血壓、冠心病、頭痛、頭暈等，嚴重影響正常工作與身心健康。

19 磨牙的成因與防治

　　睡眠時有習慣性磨牙，或清醒時有無意識的磨牙習慣，稱為磨牙症。

· 病因

夜間磨牙的病因尚不清楚，目前認為與精神性、情緒性、牙源性、系統性、職業性、自發性等多種因素有關。

頑固性磨牙症會導致牙周組織破壞、牙齒鬆動或位移、牙齦退縮等。咀嚼食物也會磨擦牙齒，但是對牙齒很少有損害，因為咀嚼時上下牙齒之間的食物就像一個墊子。如果在夜間磨牙，情況就大不相同了，口內既無食物，唾液分泌也減少，牙齒得不到必要的潤滑，而形成「乾磨」，對於牙齒的磨損是很大的，後果也相當嚴重。此時磨損的牙齒往往會有不同程度的發酸或疼痛，有時也會造成顳下頜關節功能紊亂症。

· 防治

(1)較輕時可不做處理，注意休息。

(2)白天避免玩得過度興奮，睡前讓精神鬆弛，不看刺激的影片。到醫院檢查腸道寄生蟲病（寄生蟲的蠕動刺激了神經，引起神經的反射作用，而發生磨牙），在醫生的指導下驅蟲。頑固性病例應製作頜墊，睡前戴上，可防止直接磨損牙齒。這樣不僅可以使夜間不磨牙，也可以獲得更好的休息。

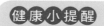

健康小提醒

夜間磨牙雖然暫時不會感到痛苦，但是長期下去，可引起牙齒咬合面和鄰面的嚴重磨損，最好及早就醫治療。

3

不可不知的四季養生

1 早春要預防流行病

早春流感、麻疹、腮腺炎、猩紅熱等傳染病容易流行，一定要做好預防工作。

首先，必須重視個人衛生和環境衛生，衣物和被褥等必須勤洗勤曬；保持室內空氣流暢、新鮮；不帶孩子到病人家裡，盡量不帶孩子到公共場所；流感發生時，每天早晨最好用醋在室內薰蒸消毒。

在流行病好發季節，一旦發現孩子有發熱、咽喉腫痛、頭痛、皮膚出血等症狀時，必須馬上送醫診治，切勿延誤。

早春時節氣候變化無常，要注意保暖，預防感冒。感冒後抵抗力會降低，容易受到腦膜炎雙球菌的襲擊而發病，所以要隨天氣變化增減衣物。

健康小提醒

進餐時，最好喝點食用醋，菜餚中宜拌些蒜泥或薑汁，可有效殺菌。

2 春天外出旅遊要帶醋

研究證實，醋具有防病養生的功效，可以消除疲勞、殺菌、減少肝病的發病率、軟化血管、降血脂，降低膽固

醇等。另外,醋還具有解酒、保肝、防醉、治療便秘、降低尿糖含量的作用。

　　陽春三月,鳥語花香,外出旅遊的人開始增加。不過旅遊走路久了,腳會感到不舒服,特別是患有腳癬,腳汗過多的人,每晚洗腳時在水中放點醋,即可睡得舒服。

　　春遊時,若有暈車暈船的毛病,出發前先飲一小杯加醋的溫開水,可以明顯減輕症狀。突然發生腸炎腹瀉時,沖一杯濃茶,在茶中加入一些醋,一天三杯可止瀉。當出現噁心想吐的時候,沖一杯加醋的熱鹽水,飲後就能止吐。

> **健康小提醒**
>
> 失眠患者睡前倒一杯涼開水,再加入一匙醋,喝下後就能很快入睡。喝適量的醋,或洗澡時在水中加點醋,可軟化肌肉,防止和消除肌肉疲勞。

3 春天逛街的健康細節

　　春天的商場小店是龐大的「病原體」,逛街離不開吃喝玩樂購,但是如果稍有不慎,會使身心在不知不覺中受到損害。因此,如果不注意逛街過程的自我防護,逛街也會逛出病來,那樣就得不償失了。

　　具體而言,春季逛街應該注意以下三個健康細節:

　　⑴盡量不要去人群擁擠的地方。坐公車、步行、購物、休閒娛樂等經常會遇到人多擁擠的狀況,尤其是節日、假日時更是如此,這些因素會使精神處於緊張狀態,

並有可能誘發疾病，如頭痛、頭昏、心跳加快、血壓升高、噁心嘔吐、疲勞困倦等不適症狀。

(2)注意防範商場裝潢的毒害。有些商場或專賣店的室內裝潢材料及用品器具也是造成室內空氣汙染的主要因素，如果待在這樣的商場裡時間過長，會刺激眼、鼻、咽喉及皮膚，引起流淚、咳嗽、噴嚏等反應，產生頭痛、眩暈、噁心等症狀。長此以往還會使呼吸功能下降，呼吸道症狀加重，導致多種呼吸道疾病。

(3)休閒購物是逛街的重要活動，自然需要花錢，但有些人用錢很不注意衛生，以致帶來了健康隱患。有人將鈔票隨意放，甚至將鈔票直接放在口袋裡；有人用手指沾口水點鈔。鈔票在流通過程中會沾染大量的病菌病毒，如果隨意亂放，就會使口袋等處成為汙染源，鈔票和嘴直接或間接接觸危害更大。

> **健康小提醒**
>
> 減少在擁擠場所的逗留時間，在逛街途中可選擇一些公園或人少境幽處休息一會兒。購物時間不宜過久，最好不要超過兩個小時。改變不良的用鈔習慣。錢不要隨意亂放，尤其是不要放入口袋內。

4 春季多伸懶腰可抗疲勞

春天暖洋洋的陽光總讓人想睡覺，特別是下午，工作學習時間一久，就會感到十分疲乏。這個時候只要伸個懶腰，就會覺得全身舒服不少。即使不疲勞，有意識地伸幾個懶腰，也會覺得舒適。

所謂的伸懶腰，就是把手臂的肘部向上抬高超過胸

部的一種運動。這個動作可使人體的胸腔器官對心、肺擠壓，有利於心臟的充分運動，促使更多氧氣能供給各個組織器官。同時，由於上肢、上體的活動，能使更多含氧的血液供給大腦，使人感到清醒舒適。

　　人體解剖學、生理學告訴我們，人腦的重量雖然只占全身體重的五十分之一，耗氧量卻占全身耗氧量的四分之一。人類由於直立行走等因素，身體上部和大腦較易缺乏充分的血液和氧氣供應。加上春季空氣濕度大，氣壓較低，更易引起大腦缺血、缺氧症狀，使人昏昏欲睡、腿麻腰痠，導致工作效率降低。

　　經常伸伸懶腰、活動四肢，對於消除疲勞有極大的好處。這是給上班族的忠告，也是讓你在春天保持旺盛精力的法寶。

健康小提醒

春天，人體的免疫力比較低，多運動是增強體力的好方法。

5 春三月要常梳頭

　　「春三月」指的是從立春到立夏的三個月，這是陽氣萌生、升發的季節。《養生論》提到：「春三月，每朝梳頭一二百下。」也就是說，春季每天早上梳頭一、兩百下可以發揮很好的養生保健作用。

　　人體陽氣在春季時會向上向外升發，主要表現為毛孔逐漸舒展，循環系統功能增強，代謝旺盛，毛髮生長迅

速。春天梳頭可以通達陽氣，宣行鬱滯，疏利氣血。

　　中醫認為，人體內外上下，臟腑器官的互相聯繫，氣血調和輸養，都需要人體中的十二經脈、奇經八脈等經絡傳導。這些經絡或直接彙集頭部，或間接作用於頭部。藉由梳頭，可以加強對頭面的摩擦，疏通血脈，改善頭部血液循環，具有滋養和堅固頭髮、健腦聰耳、散風明目、防治頭痛的效果。

　　梳頭最好是早、中、晚各一次，每次二至三分鐘或梳四十九次，梳頭方向要一致，由前向後，再由後向前輕輕觸及頭皮，各梳刮數遍。梳頭的時候要用力平均，僅讓梳齒輕輕接觸到頭皮即可，絕不要讓梳齒劃破頭皮。

　　此外，如果頭髮是乾性的，梳的時候要多用點力；頭髮是油性的，梳的時候力道越輕越好，因為用力過度會刺激皮脂分泌。

> **健康小提醒**
>
> 梳子要選擇堅固耐熱、柔軟有彈性的，梳齒則要選擇圓頭的。選購梳子時可在手背以平常梳頭的力度試驗，如感覺有尖銳不舒服感，則不要選用。

6 春天小心舊病復發

　　四季之中，春季是氣溫、氣壓、氣流、氣濕等氣候變化最無常的季節，常會引起許多疾病復發，最常見的有：

‧ 冠心病

　　每年二到四月是心肌梗塞的發病高峰期。如果天氣變

化無常，忽冷忽熱，時風時雨，常使冠心病患者的病情加重或惡化。

・ 風濕性心臟病

主要是由於風濕熱反覆發作侵犯心臟引起的。常因寒冷、潮濕、過度勞累以及上呼吸道感染後復發或加重。

・ 關節炎

患者對氣候的變化甚為敏感，尤其是早春，氣溫時高時低，時風時雨，關節炎患者症狀會明顯加重。因此，患者應重視關節及腳部保暖。如果受寒，應及時用熱水泡腳，以加強關節血液循環。

・ 腎炎

春季是感冒的好發季節，對腎炎患者來說，感冒不僅引起發熱、流涕、鼻塞、咳嗽、咽痛等上呼吸道炎症，也極易導致腎炎復發。

・ 花粉症

每年春暖花開、豔陽高照時節，總有些人感到鼻、眼奇癢難忍，噴嚏連續不斷，流涕、流淚不止，有的人還會出現頭痛、胸悶、哮喘等症狀。這是接觸某種花粉後引起的過敏反應，又稱「花粉症」。因此，在鮮花盛開、花粉飄香的季節，有過敏體質的人外出時要戴口罩、墨鏡等，以減少接觸花粉的機會。

· **哮喘**

　　哮喘病人對氣候的變化適應性差，抵抗力弱，極易引起復發或使病情加重或惡化。

· **精神病**

　　春天是精神病的好發期，每年三、四月是發病的高峰。因此，春天應特別注意預防，例如確保充足的睡眠，遵循醫囑治療。發現有情緒異常的狀況，應及時就醫。

· **春季皮炎**

　　主要表現為脫屑、瘙癢、乾疼等症狀，還有些女性表現為雀斑增多或褐斑加重，因該症多發生在桃花盛開的季節，故也稱為「桃花癬」。應盡量少曬太陽，不用劣質化妝品，多吃新鮮蔬菜，不吃易導致過敏的蝦蟹等。

　　健康小提醒

春天乍暖還寒，因此生活起居應注意，尤其是衣服的增減要適時適度。

夏天養生

1 夏天應謹防曬傷

　　盛暑夏日，由於職業關係或長時間外出旅行、游泳，受到強烈的日光曝曬後，會引起皮膚急性紅腫，甚至起水

皰。受曬後數小時至十餘小時，曝曬部位皮膚出現瀰漫潮紅，甚至腫脹，其程度因發病部位及受曬時間而異，常伴有輕度的燒灼感，一到兩天後則漸轉變為略紅或暫時的色素沉澱，三天左右不需治療可以漸癒。嚴重者除皮膚紅腫之外，尚可見水皰，甚至大皰，皰液透明淡黃，水皰破後可見糜爛面，不久乾固結痂，並遺留色素沉澱或白斑，一般四到五天方能恢復。

若受曬部位較廣，還會有不同程度的全身症狀，如發熱、頭痛、噁心、嘔吐，甚至休克。曬傷時還可激發惡化白斑、毛細血管擴張、單純皰疹及紅斑性狼瘡，故必須多加留意。

> **健康小提醒**
>
> 早晨可用磨碎的燕麥片製作面膜，塗抹在曬傷處，然後用涼水沖洗。晚上用冷水和幼兒香皂洗臉和身體，然後在濕潤的臉和身上擦乳液。
> 即使夏天陽光不太強也要注意防曬。

2 夏季防蚊的方法

(1)準備若干空酒瓶，裡面裝三至五毫升糖水或啤酒，輕輕搖晃幾下使瓶內壁黏上糖液或酒液，放在桌面或室內蚊子較多的地方，蚊子聞到甜味就會拚命往裡鑽。

(2)在室內放些新鮮的薄荷葉，其清涼味可使蚊子不敢靠近。

(3)在室內的花盆裡栽一、兩株番茄，番茄枝葉發出的氣味會把蚊子趕走。

(4)在燈下掛一把香蔥，或用紗袋裝幾根蔥段，各種小

蟲都不會飛來。

(5)用橘紅色玻璃紙或綢布套在燈泡上，蚊子最怕橘紅色光。

(6)將樟腦丸磨碎，撒在屋內牆角。

3 夏季應該如何穿拖鞋

夏天穿拖鞋倍感涼爽，但是從健康的角度而言，其中隱藏了不少問題。

由於皮膚直接與鞋子接觸，穿拖鞋很可能會引發皮膚病，其中最常見的是腳癬和「拖鞋皮炎」了。

腳癬是真菌透過角質層傳染引發的，從最初感染到發展為腳癬，大概需要三到六天。但是如果腳的表皮破損，不僅會在更短的時間內迅速感染真菌，還會感染葡萄球菌等致病細菌。

因此，無論在別人家裡或是在賓館、酒店穿過拖鞋以後，都要在五、六個小時以內用流動的清水洗腳，這樣就能降低傳染的危險。尤其是易感體質的人，例如腳容易出汗的人，以及患有糖尿病的人，穿拖鞋更應注意安全。

「拖鞋皮炎」和拖鞋的種類也有關係。許多拖鞋是用聚氯乙烯樹脂加工而成，同時加入了增塑劑，有的泡沫塑料鞋還會加入發孔劑發泡。這些化學物質對皮膚有一定的刺激性，有的人接觸到這些物質就會發生過敏反應，出現

皮膚發紅、丘疹、糜爛或起水皰等症狀。一般而言，新的塑膠涼鞋或拖鞋很少使人致病，大多是第二年、第三年夏天再穿的時候出現問題。皮膚容易過敏的人，盡量不要穿塑膠涼鞋和拖鞋，最好改穿布涼鞋或竹涼鞋。如果喜歡穿這種塑膠拖（涼）鞋，就要穿上襪子，避免腳部皮膚與拖（涼）鞋直接接觸。

> **健康小提醒**
>
> 家人的拖鞋最好不要混著穿，要做到個人專用。

4 對付夏季空調病的方法

炎熱夏季，大家都喜歡躲在有空調的室內，不過空調雖然可以帶來涼爽，也容易使人鼻塞、頭昏、打噴嚏、耳鳴、乏力、記憶力減退等。這類現象稱為「空調症候群」或「空調病」。

可以用什麼方法對付空調病呢？喝碗薑湯，會令你有出乎意料的收穫。適量喝薑湯不僅能預防空調病，而且對吹空調受涼引起的一些症狀也有很好的治療作用：

(1)吹空調引起傷風感冒時，喝一碗薑湯，可以緩解感冒症狀。

(2)吹空調引起腹痛胃痛時，喝薑湯能驅散脾胃中的寒氣。脾胃虛寒的人，可以喝點薑和大棗熬的湯，有暖胃養胃的作用。

(3)吹空調引起四肢痠痛時，可煮一些濃的熱薑湯，用毛巾浸湯液熱敷患處。如果症狀嚴重，可先內服一些薑

湯，同時外用熱薑湯洗手或泡腳，可以達到散風驅寒、舒筋活血的作用，有效緩解疼痛。

> **健康小提醒**
>
> 想預防空調病，可在上班之前帶一些生薑絲，用生薑絲泡水喝；想緩解空調病，薑湯不可過淡也不宜太濃，一天喝一碗即可見效。症狀比較嚴重的病人可以把薑湯當水喝。

秋天養生

1 立秋要學會防燥

立秋以後，皮膚開始變得繃緊，甚至起皮脫屑，毛髮乾枯無光澤，頭皮屑增多，口唇乾燥或裂口，鼻咽乾燥疼痛，大便乾結。因此，想要安度秋季，學會防秋燥就顯得十分重要。

・ 多補充水分

秋燥最容易傷人的津液，應多喝開水、淡茶、果汁飲料、豆漿、牛奶等，以養陰潤燥，補充損失的津液。喝水或飲料時，以少量頻飲為佳，並且要少喝甜味飲料。

・ 多吃新鮮蔬菜水果

梨、柳丁、柚子、黃瓜、蘿蔔、藕、銀耳等水果、蔬菜有生津潤燥功效，要多食用。

・多吃富含纖維的食物

　　大便不通暢，積在腸內時間過長就會化火，從而消耗體內津液，所以，促進排便也是防止秋燥的一個重要方法。粗糧和富含纖維的蔬菜，如芹菜、白菜等有促進排便的功效，秋季可以多吃。

・少洗澡

　　秋季洗澡不宜過勤，尤其是不宜用過熱的水，而且要少用香皂等鹼性清潔劑。

・多運動

　　秋季逐漸轉涼，適合從事各種運動，對於預防秋燥也有好處。運動能促進血液循環，津液自然也就充盈。

> **健康小提醒**
>
> 立秋以後還可多吃些蜂蜜、百合、蓮子等清補之品，以順應肺臟的清肅之性。但要少吃辛辣、煎炸食物，如蔥、薑、八角、茴香、炸雞腿、油條等，多食皆會助燥傷陰，加重秋燥。

2　每天多睡一小時可防秋乏

　　一到秋天，很多人都會有懶洋洋的疲勞感。秋季天高雲淡，氣候舒適，為什麼還會感覺困乏呢？這是因為秋季人體出汗減少，體熱的產生和散發以及水鹽代謝也逐漸恢

復原有的平衡狀態，人體進入一個生理休整階段，身體就會出現各種不適，一些潛伏在夏季的症狀就會出現，並且產生莫名的疲憊感，這種狀況就是「秋乏」。

「秋乏」是自然現象，在由熱轉涼的交替中，自然界的陽氣由疏泄趨向收斂，人體內陰陽之氣的盛衰也隨之轉換。此時起居作息應相應調整，尤其是睡眠要充足，因為只有這樣才能適應「秋乏」。

為了預防秋乏，每天的睡眠時間要比平時增加一個小時。此時也很適合運動，早晚跑步、打拳、做操、爬山等。

適當午睡利於化解困乏，所以，秋季要盡量在晚上十點前入睡，並且早睡早起，以提前進入「備戰」狀態。

健康小提醒

老年人要午休，因為老年人的氣血陰陽俱虧，會出現少寐現象，睡午覺可降低心腦血管病的發生率。凌晨十二點到四點、中午十二點到下午一點這兩段時間，老年人一定要入睡。

3 秋季養生先養肺

中醫認為「秋氣通於肺」，秋季既是「傷肺」之際，又是「養肺」之時，關鍵在於如何調理。

・ 以運動來健肺

秋季應適當進行體能鍛鍊，可根據個人的年齡、體質、喜好和興趣的不同，選擇合適的鍛鍊方法，如慢跑、

散步、打球、爬山、郊遊、跳交際舞、打太極拳等。特別是年老體弱者一定要運動，對於健肺強體、延緩衰老、防止患病有益。

・早睡早起，起居順時

秋季氣溫由熱轉涼，且晝熱晚涼，應做到「早臥早起」，早睡以避晚涼，早起以吸納新鮮空氣。同時，應該適度「秋凍」，不要急於多添衣服，注重耐寒鍛鍊，以增強心肺對天氣變化的適應能力。

・用飲食來養肺

秋季宜多吃生津增液的食物，如梨、藕、香蕉、蘋果、銀耳、百合、蘿蔔以及蜂蜜、豆漿等；凡辛熱麻辣、煎烤熏炸等食物宜少吃或不吃。

健康小提醒

外出旅遊勿過度勞累，同時預防雨淋受涼，導致抵抗力下降而感冒或罹患肺炎。有慢性支氣管炎、支氣管哮喘、肺結核等病的患者，應遵照醫囑按時服藥，以免舊病復發、加重。

4 秋季謹防「感冒型」心肌炎

每年秋季天氣轉涼，日夜溫差大，使人極易感冒。一般感冒時，多喝水、休息一下就會好，因而常被忽視。但有些感冒比較特殊，發病後很痛苦，病情較重者還可能因此喪命，這種「感冒」其實是病毒性心肌炎的前期症狀。

所謂病毒性心肌炎，其病因就是由病毒引起的。絕大多數病毒性心肌炎患者發病時有發熱、咽痛、全身痠痛、腹瀉等症狀，酷似感冒或腸炎，常因此誤診、誤治。多數患者有循環系統的症狀，如心慌、乏力、噁心、頭暈，或發生心臟衰竭、心因性休克。因此在秋季應該注意：

(1)增加防治知識，以利自我保健，對一些疾病有所認識，也利於及早發現。

(2)不可忽視感冒，要注意休息和治療，懷疑有病毒性心肌炎時，應立即去醫院，以便早期治療診斷。

(3)中醫中藥預防：板藍根十二克、大青葉十五克、虎杖十克、連翹十克煎服，可以有效預防病毒性感冒。

健康小提醒

「防患於未然」，只要多加留意，就能減少病毒性心肌炎的危害。

5 深秋要避免受涼的部位

人體的胃部、腰部、腿部對氣溫下降極其敏感，深秋時節天氣逐漸變涼，要特別注意以下三個部位的保暖。

・胃部

天氣轉涼後，胃部容易痙攣，引起胃痛、腹瀉等症狀，尤其是比較瘦的人，胃部的保暖更重要。一些女性身體本來就單薄，如果為了時髦穿得太少，很容易造成腸胃和身體「雙重受損」。

· 腰部

深秋時節，早晚溫差大，天氣轉涼會使腰肌勞損等疾病的症狀加重，所以要及時增添衣服，防止腰背受涼，晚上睡覺時更要注意腰背保暖，防止因受涼而使腰痛加重。

· 腿部

天氣漸涼，要注意保暖，多用熱水泡腳。不過，最好不要用護膝保暖，因為護膝彈性很大，用在膝部會阻礙周圍血液循環，使膝部的活動更困難。

健康小提醒

身體較瘦的人要特別注意胃部的保護，因為他們通常胃壁較薄，在氣溫變化的情況下更容易產生痙攣，輕者導致胃痛和消化不良，重者甚至可能產生嘔吐和腹瀉等情況。

6 秋冬季節如何預防唇裂

秋冬季節，天氣轉涼，濕度銳減，氣候乾燥，容易口唇乾裂，尤其嘴角裂口疼痛，影響張口活動，還會出血。引起口唇乾裂的原因是秋冬季節氣溫降低，氣候乾燥、風沙加大，再加上人體皮膚黏膜表層薄，且柔韌性差，很容易發生口唇黏膜乾裂。研究發現，體內缺少維生素 B2，以及免疫機制差的人比較容易發生口唇乾裂。

預防唇裂的方法

(1)洗臉後，在口唇上塗些油脂。

(2)風大時外出戴上口罩，保持口唇濕潤。

(3)多喝水，多吃新鮮蔬菜、瓜果，以補充體內的水分和維生素。

將局部清洗乾淨，擠點消炎軟膏或其他油類，塗擦在口唇裂縫處，一天塗擦二至三次；必要時，可內服維生素 B2 十毫克，每日三次，維生素 C 三百毫克，每日三次，魚肝油兩粒，每日三次。一般情況下，口唇乾裂很快就會痊癒。

發生口唇乾裂後，最好不要用舌頭去舔，否則會越舔越乾，使口唇乾裂更嚴重。

> **健康小提醒**
>
> 洗臉後，可在口唇上塗些油脂或 50％甘油（即純甘油加等量水混合後使用），也能防止口唇乾裂。

冬天養生

1 冬季要注意十六件事

隨著漫長冬天的到來，感冒著涼的情況常會發生，而且總是感到情緒低。只要注意以下十六件事，就有助於順利過冬：

· 抗生素

醫生一般會在冬天針對咽喉炎和支氣管炎開出更多抗生素藥物，但它們也會消滅益菌，因此建議冬天多喝一些優酪乳補充對身體有益的菌群。

· 骨骼

由於冬天缺乏日照，因此人體的骨骼密度在冬天是最低的，所以需要補充維生素 D，確保每天進食含鈣豐富的飲食，多吃魚和綠色蔬菜，多散步。

· 感冒

人們平均每年感冒二至五次，多數是在冬天，每天在一盆熱水中加入薄荷與桉油後將熱毛巾蒙在臉上吸氣有助於防止感冒。

· 能量

缺乏日照將使人體冬天產生更多的褪黑激素，這種激素使人感到昏昏欲睡，多吃肉、蛋、綠色蔬菜和堅果，吸收其中的鐵可以防止困倦。

· 流感

流感會使人發燒、四肢痠疼、喉嚨疼痛、頭痛、咳嗽，吃止痛藥可以緩解上述症狀，同時應喝些熱的流質食物，注意休息。但是十二歲以下的兒童不能服用阿司匹靈。

· **生薑**

生薑有助於從病中恢復並改善人體循環，因此可在日常食物或飲水中加入生薑。

· **皰疹**

冬季因免疫系統出現問題，容易在鼻孔和嘴唇處生出皰疹，因此在灼痛或上述部位皮膚發緊時要立即塗油膏或服藥。

· **免疫系統**

冬季應減少喝酒、吸菸和攝入咖啡，這些物質會抑制人體的免疫系統。飲食中應多吃大蒜，因為大蒜中含有的蒜素可以防止病毒感染，此外還可在食物中加入丁香。

· **疫苗接種**

老人和患有長期心臟或肺部不適的人可以在冬季來臨時接種流感和肺炎疫苗。

· **接吻**

冬季接吻有益健康，因為它能釋放化學物質，改善情緒，克服抑鬱，幫助睡眠，並提高免疫能力。

· **嘴唇**

冬季嘴唇容易發乾脫皮，可以多喝開水，每週食用兩次類似金槍魚這類油脂量豐富的魚。

· 生活有序

　　冬天的節日很多，生活無序、過於放縱會導致消化不良和宿醉後的頭痛，服用改善消化的藥片或喝茶可以防止上述情況發生。

· 雷諾氏病

　　這種疾病的症狀是冬天時手腳發涼甚至麻木，主要原因是末端動脈變窄，多發生於十五至四十五歲的女性，吸菸和寒冷的天氣是雷諾氏病發生的誘因，所以要在冬天保持身體溫暖並戒菸。

· 甲狀腺

　　如果感到心情抑鬱、瞌睡、體重增加、皮膚乾燥和渾身發冷，這不僅是冬天的原因，也許是甲狀腺出了問題，因此需要及時就醫。

· 潰瘍

　　冬天吃過於辛辣的食物、飲酒與喝咖啡都會加重胃部的潰瘍，如果感到胸部以下灼痛、噁心和打嗝，要立即去看醫生。

· 鋅

　　鋅對人體的能量產生和免疫系

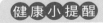

健康小提醒

冬天不是討喜的季節，但是只要調適好身心，冬天也能過得舒適！

統都很有好處，並可加速感冒的恢復。多吃牛肉、火腿、奶、蛋和貝類食物可攝取鋅。

2 冬季泡腳要注意哪些問題

冬季睡前用熱水泡腳，具有促進腳部血液循環、消除疲勞、改善睡眠的效果。不過，泡腳時要注意以下問題：

· 泡腳時間不宜過長

在泡腳過程中，由於人體血液循環加快，心率也比平時快，時間太長的話，容易增加心臟負擔。

· 飯後半小時不宜泡腳

吃完飯後，體內大部分血液都流向消化道，如果飯後立即用熱水泡腳，本該流向消化系統的血液轉而流向下肢，日久會影響消化吸收而導致營養缺乏。最好是吃飯後一小時再洗腳。每次泡腳要以十五到三十分鐘為宜。

· 中藥泡腳要用木盆或搪瓷盆

中藥泡腳不要用銅盆等金屬盆，因為此類盆中的化學成分不穩定，容易與中藥裡的鞣酸

> **健康小提醒**
>
> 泡腳時，體質虛弱者容易因腦部供血不足而感到頭暈，嚴重者甚至會昏厥。心腦血管疾病患者、老年人應格外注意，如果有胸悶、頭暈的感覺，應暫時停止泡腳，躺在床上休息。

發生反應，生成鞣酸鐵等有害物質，使藥物的療效大打折扣。

3 冬天應該怎麼穿衣服

寒冷季節，外界溫度較低，皮膚表面輻射出大量的熱，透過體表空氣對流，身體就會發冷。如果穿上棉衣，就會立刻感到暖和。並非因為棉衣可以產生熱量，而是中間的棉絮或其他絮狀物（如絲棉、合成羊毛等）使身體熱量不易向外散發，阻擋了外界冷空氣與體表熱空氣層的對流，肌膚和衣服之間就形成了溫暖的空間。

寒冷的冬季，有人以為穿得越多越暖和；有人則圖瀟灑和方便，裡面穿一件緊身毛衫，外面只套一件外衣。其實，這兩種方法都不好。因為衣服的保暖程度與衣服內空氣層的厚度有關係。衣服與身體緊貼，則空氣層的厚度近乎零，保暖性當然差。當一件一件衣服穿上後，空氣層厚度隨之增加，保暖性也就隨之增大。但當空氣層總厚度超過十五毫米時，衣服內空氣對流明顯加大，保暖性反而下降。可見冬季穿衣要有一定的件數和適宜的厚度。羽絨衣有一定的厚度，羊毛織物的氣孔不是直通的，都是很好的選擇。皮類服裝幾乎可以阻絕衣服內外的空氣對流，冬季外出時穿皮裝，保暖效果最佳。

冬季的室內外溫差很大，想要有良好的保暖保健效果，必須注意控制室內溫度和穿衣件數。當室內溫度為

15℃左右時，穿一件襯衣，衣服表面溫度約為 30℃；如再加一件背心和外套，衣服表面溫度則為 24℃左右。在一定範圍內，衣服越多，衣表溫度與環境的溫差就越小，人體熱量散發也就越小。所以，從一種溫度環境進入另一種溫度環境（如進出室內外時），就要適時增減衣服。冬季的室內溫度不宜過高，否則室內外溫差太大，人體會因難以適應而容易誘發感冒等病症。

健康小提醒

據研究，令人體感覺舒服的空氣溫度有個範圍，如裸體時為 24℃～30℃，著單衣時為 17℃～23℃，超過這個範圍，不僅會造成不適，易致疾病，還會影響神經活動和機能，使人注意力不集中、精確性和協調性變差、反應速度降低等等。

4 冬天如何戴手套

嚴冬季節，出門戴手套，既保暖又可保護手部皮膚，是男女老幼必備的禦寒用品。但是，選購手套時，不僅要根據不同的地區、不同的氣候，還要因人而異。

手套的大小要適宜，太大達不到保暖效果，並使手指活動不便；太小使手部血液循環受阻，反而引起不適。

不要隨便將手套借給別人戴，以免傳染皮膚病，例如疥瘡、手癬等，都可以藉由手套傳染。多汗症的病人，冬天手部皮膚青紫，自覺

健康小提醒

手套的大小以戴時舒適、脫時方便為宜。
小孩手小皮膚薄嫩，手套材料以柔軟的棉絨為宜。
老人血液循環較差，手足特別怕冷，皮膚又比較乾燥，手套以鬆軟的毛皮、棉絨為宜。

濕冷，但手掌又易出汗，這些人的手套要選用棉織製品，既保暖又有良好的吸水性，並且可以經常更換。患有手足皸裂的人，冬天皸裂加劇，由於手部需要天天擦藥，最好是戴兩層手套，裡層手套宜用薄棉織品，便於經常洗滌，以保持清潔。

5 冬季睡覺穿少一點

　　有的老人因天冷怕寒，冬天睡覺時總愛多穿些衣服。殊不知，這樣做是不利於身體健康的。

　　睡眠時，中樞神經系統活動減緩，大腦、肌肉進入休息狀態，心臟跳動次數減少，肌肉的反射活動和緊張度減弱，脫衣而眠，可消除軀體疲勞，使身體的器官得到休息。由於人體皮膚能分泌和散發出一些化學物質，若和衣而眠，會妨礙皮膚的正常呼吸和汗液的蒸發，衣服對肌肉的壓迫和摩擦還會影響血液循環，造成體表熱量減少，即使蓋上較厚的被子，也會感到寒冷。因此，在寒冷的冬天不宜穿衣睡覺。

　　睡覺時，不要穿著貼身的內衣內褲，束縛了一天的身體，應在夜晚得到放鬆。穿睡衣可使身體肌肉放鬆，消除一天的疲勞。睡衣衣料以自然織物為主，最好不要選用化纖製品。挑件好睡衣，睡個好覺，過個溫暖的冬天，讓

健康小提醒

有不少人喜歡裸睡，但冬天溫差較大，裸睡易感冒，應穿上睡衣。

健康生活從此開始。

6 冬季如何不讓室內乾燥

冬季寒冷，很多家庭注重室內溫度，卻忽視了濕度對人體的影響。

如果空氣中的濕度太低，就會產生種種不適，比如容易上火、嘴唇乾裂、咽喉腫痛。室內外的溫差大，易引發呼吸系統疾病和上呼吸道感染，特別是老人、幼兒的抵抗力較弱，更易受細菌、病毒侵害。因此，室內濕度的調節關係到人們舒適的程度。

空氣濕度低的時候，流感病毒的繁殖速度加快，而且也容易隨著空氣中的灰塵擴散，引發疾病。此外，過敏性皮炎、支氣管哮喘、皮膚瘙癢不適等過敏性疾病也都和空氣乾燥有關。如果長期生活在濕度較低的環境裡，可能造成免疫力下降，誘發多種疾病。

冬季最適宜的室內空氣相對濕度為 40％～ 65％，人們最舒適的環境濕度為 55％～ 65％。如果低於 30％，説明空氣十分乾燥，應採取有效的增濕措施。

如果感覺家裡雖然溫暖，但是非常乾燥，可向地上灑些水，或用濕拖把拖地板，以增加濕度。也可以在散熱設施附近放一盆水，讓水慢慢蒸發，以保持室內空氣濕潤。

此外，在室內種幾盆花草，不但能調節室內相對濕度，還能享受綠意。富貴竹是很適合在室內水養的花卉，

它是極耐陰的植物，在弱光照的條件下，仍然生長良好，挺拔強壯，可以長期擺放在室內觀葉，不需要特別養護，只要有足夠的水分，就能旺盛生長。

也可使用空氣增濕器等，增加空氣中的水分含量，改善人體的舒適度，從而避免呼吸道疾病的發生或減輕其症狀。

> **健康小提醒**
>
> 冬季最好每天開窗換氣兩次、每次十五分鐘以上，但因為室外空氣較冷，每次通風時間不宜過長，最多三十分鐘。

7 加濕器使用不當也會致病

冬季因空氣乾燥，許多家庭使用加濕器改善房間濕度，然而加濕器如果使用不當也會致病。

例如有些家庭會在水中加入芳香劑，這種做法是不妥的。因為芳香劑所含的揮發性有機化合物成分容易引發呼吸道疾病，特別是對呼吸道過敏的人刺激更大。

注入加濕器中的水最好是蒸餾水或涼開水，因為經過處理後，水中所含雜質較少，不會因為吸入雜質而引起呼吸道不適。

另外，加濕器的水箱是藏汙納垢的地方，如果不及時清洗，很容易滋生細菌。在長時間使用加濕器的室內，黴菌等微生物易

> **健康小提醒**
>
> 要經常清洗加濕器，因為病菌容易在濕熱環境中生存，如果加濕器不乾淨，病菌就會隨著水蒸氣飄浮在空氣中，對健康造成危害。

隨著水霧進入空氣，再進入人體呼吸道，誘發「加濕器肺炎」。因此加濕器一定要定期換水和清理。

8 別被「暖氣」暖出病

　　暖氣已成為冬季取暖的主要方式之一。室外寒冷乾燥，室內卻開著暖氣穿著薄衣，多麼舒適啊。但是這種生活環境是不健康的。屋內因為保持溫暖而門窗緊閉，空氣不流通，很容易引發多種疾病。

　　為了保暖而將門窗緊閉，會使室內空氣更加乾燥、汙染加劇，替細菌、病菌的滋生和傳播提供了溫床，致使感冒等呼吸道疾病發生率大增。室溫很高時，許多人會出現不同程度的內熱外寒的「怪病」：鼻咽乾燥、胸悶、頭暈眼花、出汗、血壓改變、尿量減少、軟弱無力等，這就是「暖氣病」。

　　為了避免「暖氣病」的發生，在室內多種綠色植物是一個不錯的方法。有些綠色植物可以幫助不常開窗通風的房間改善空氣品質，預防「暖氣病」，例如仙人掌類植物可以呼出氧氣，在清新空氣的同時，也使室內感覺濕潤溫和。

健康小提醒

由於冬季室內外溫差大，離開暖氣環境時應立即添衣，以防寒氣侵襲而致病。

4

不可不知的兩性保健

1 經前乳房脹痛要留意

有些女性在即將行經的前後或正值行經期間，出現乳房脹滿疼痛或乳頭癢痛，甚則痛不可觸衣者，稱為經行乳房脹痛。這種脹痛在月經來潮以後自然消失，很多女性認為這是經前正常現象而不去治療，結果年紀大了以後，子宮肌瘤、乳腺增生甚至婦科腫瘤等嚴重的疾病就會纏上身。

中醫經絡學說認為，經前乳房脹痛屬西醫經前症候群範疇。女性乳房屬足厥陰肝經，通過衝、任、督三脈與子宮相聯繫。如果肝經發生問題，就會反映在這些部位。女性最容易發生、與足厥陰肝經有關係的就是肝鬱氣滯證。肝鬱氣滯證具體的表現除了乳房、乳頭脹痛不可觸摸外，還伴有煩躁不安、胸悶、肋骨抽痛、易怒、反胃、下腹兩旁脹痛、月經色黑夾血塊、性生活不協調、臉上長黑斑等。

如果肝經氣鬱不舒時間過久，就容易使足厥陰肝經所過的部位出現病理改變，於是乳腺增生、子宮肌瘤就會隨之產生。也就是說，肝鬱氣滯容易導致乳房脹痛、子宮肌瘤、乳腺增生等疾病。而乳房脹痛常常是最早出現的症狀，如果不加以治療，日後就很可能發生子宮肌瘤、乳腺增生以及婦科腫瘤等嚴重的婦科疾病，到時治療起來就比較困難了。

在日常生活中要保持開朗樂觀的心態，不生氣、不著急、不上火，心平氣和地處理事情，能夠有效預防肝鬱氣滯的發生，也就等於預防乳房脹痛的發生。一旦出現了乳房脹痛，如果調理無效，就有必要用藥物來治療了。

> **健康小提醒**
>
> 嚴重的乳房脹痛除了服藥外（如中成藥逍遙丸，每次六克，每日三次），更重要的是保持樂觀情緒，切忌常常發怒或生悶氣，平時多運動與參加適當的社交活動，在月經來潮前一星期少吃食鹽和辛辣刺激的飲食。

2 經期不宜喝綠茶

綠茶對人體健康有非常重要的作用，不過，再好的食物也有其飲食禁忌。對於經期的女性來說，喝綠茶不僅不會有利於健康，還可能給身體帶來一定的麻煩。

隨著經期大量的血液流失，人體合成紅血球的重要元素──鐵，也隨著血液一起流失了。據研究，除了人體正常的鐵流失外，女性每次經期還會額外損失十八到二十一毫克的鐵。因此，女性在此時應多補充富含鐵質的食物，如黑木耳、豬肝等，以免造成缺鐵性貧血。

如果月經期間飲用綠茶，這些努力就會前功盡棄。因為綠茶中含有高達百分之五十的鞣酸，會妨礙我們的腸黏膜對鐵質的吸收，因而在腸道中容易和食糜中的鐵質或補血藥中的鐵結合產生沉澱的現象。綠茶越濃，對鐵吸收的阻礙就越大，特別是餐後飲茶更為明顯。

由於黃體激素分泌的變化，女性經期常有大便秘結的症狀。綠茶中較多的鞣酸也會加重便秘症狀，因為鞣酸具有收斂作用，可使腸蠕動減慢，進而導致大便滯留在腸道。

女性月經期間，由於神經內分泌調節功能的改變，常常感到不同程度的精神緊張、頭痛、乳房脹痛等反應。茶中的咖啡鹼等物質具有使人興奮的作用，會加重痛經、頭痛、腰痠等經期反應，無異於雪上加霜。

健康小提醒

對於習慣喝茶的女性，如果因經期突然停止飲茶而不適應，可以嘗試用茶水漱口，既可滿足茶癮，也可使口腔清爽舒適、消除口臭、保護牙齒。

3 二到四小時更換一次衛生棉

使用衛生棉時，應該及時更換，尤其在經血排量較多的情況下，若不及時更換，大量的經血即可成為微生物的溫床，微生物會迅速、大量繁殖。實驗顯示，普通衛生棉連續使用兩個小時後，表層細菌總數可達每平方釐米一〇七個，所以，衛生棉一般應該二至四小時更換一次，即使在經量很少的情況下也一定要更換。

衛生棉直接接觸女性外陰皮

健康小提醒

衛生棉不要長期存放在廁所裡。一般衛生棉由不織布製作而成，為纖維材料，受潮後材料變質，細菌易侵入繁殖，加上廁所多半潮濕，很容易繁衍黴菌，汙染衛生棉。

膚，而經期又是抵抗力較低的時期，稍不注意，極易產生感染或導致婦科疾病，所以使用前應將手洗乾淨，以免帶菌的雙手汙染衛生棉。另外，經期洗澡要以淋浴為主，盡量不要盆浴。

4 陰道瘙癢切勿私自用藥

隨著醫療知識日漸普及，如今不少女性遇到婦科問題不願意去醫院，而是自行診斷，甚至自己開處方、買藥物。其中，尤以陰道瘙癢的自我診治最普遍。

陰道瘙癢的原因很多，患者對自身陰道問題背後的真正發病原因並不瞭解，倘若盲目地自行用藥，雖然暫時遏止了陰道局部的症狀，但身體其他部分的病情仍是難以診斷。單憑一、兩個症狀就自己開藥方，很可能讓小問題越變越大，導致貽誤病情。

健康小提醒

出現陰道瘙癢、白帶異常等症狀，不要私下用藥，一定要到醫院做檢查。如果自行用藥後兩、三天內無明顯緩解，甚至伴有發燒和盆腔疼痛，必須盡快去醫院。

5 容易衰老與腹部肥胖有關

女性的肥胖往往和男性不同，隨著年齡增加，脂肪容易積聚在腹部。

腹腔中有很多內臟，平時腹肌負責保護這些內臟。但如果腹肌的功能下降，脂肪就會代為保護內臟，導致脂肪越積越多。有研究表示，腹部肥胖是加速衰老的主要因素之一。目前已證實有十五種以上導致衰老和死亡的疾病與腹部肥胖有直接關係，其中包括冠心病、心肌梗塞、腦栓塞、乳腺癌、肝腎衰竭等疾病。

什麼情況才算是腹部肥胖呢？有一個簡易的計算方法：起身站立時，量腰圍和臀圍的尺寸，臀圍以臀部最大處為準。然後用腰圍尺寸除以臀圍尺寸，得出腰臀比。男性腰臀比的上限是 0.85 ～ 0.9，女性為 0.75 ～ 0.8，超過這個範圍就可以看成是腹部肥胖。

> **健康小提醒**
>
> 想要消除腹部的游泳圈，就必須養成良好的生活習慣。例如吃飯七分飽，少吃高脂高糖類食物，多吃蔬菜和水果，每天至少運動半小時，睡前洗個溫水澡，保持良好的心態，確保充足的睡眠等。

6 收腹排毒四大妙招

如果你還不是小腹婆，那麼就趕緊防患於未然，修正生活習慣吧。如果不幸已經是了，沒關係，只要努力按照以下的小秘訣去做，就可以擺脫小腹婆的稱號了！

・坐姿要端正

平日長期待在辦公室的女性，坐姿絕對要端正，例如不可以駝背，腳也別亂擺，因為端正的坐姿不僅讓儀態更

好，也可以讓腹部及臀部保持在緊張的狀態，臀線不易變形。

・ 不要忍便

　　因為這樣容易讓肚子脹氣，忍習慣了，會讓直腸黏膜變得遲鈍，甚至形成習慣性便秘。排便不順暢，小腹自然會逐漸茁壯成長！此外，早晨起床時可以喝一杯白開水，或是多吃蔬果，都能達到腸胃蠕動、促進便意的功效。

・ 運用腹式呼吸法

　　腹式呼吸的方法其實很簡單──吸氣時，肚皮脹起，呼氣時，肚皮縮緊。雖然剛開始可能不太習慣，但習慣後有助於刺激腸胃蠕動，促使體內廢物排出，另一方面也能使氣流順暢，增加肺活量。

・ 要時時縮小腹

　　平常走路和站立時要記得用力縮腹，再配合腹式呼吸。也許剛開始會覺得很辛苦，但日子一久，你就可以看見自己的小腹肌肉變得緊實，輕而易舉達到瘦身的功效。

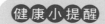

健康小提醒

隨時隨地注意以上四個重點，就能讓腹部恢復平坦囉！

7 定期乳房自我檢查

女性從二十五歲開始，乳房有下垂的傾向，所以適當做一些胸部按摩是必要的。在按摩的同時，應該具備一些自我診療的常識。

不同的人在不同時期，雖然正常乳房的外形多樣化，但其輪廓始終應是渾圓的，無論從任何角度觀察其外形曲線，總是保持光滑平整的外觀。如果這種曲線和外形輪廓的任何一處出現凹陷或隆起，都說明該處乳房可能有病變。

需要注意的是，乳房自我檢查的時間應在月經來潮後的第九到十一天，淋浴時進行更佳，因為皮膚濕潤時更容易發現乳房問題。每個月進行一次，如果發現雙側乳房不對稱，乳房有腫塊或硬結，或質地變硬，乳房皮膚有水腫、凹陷，乳暈有濕疹樣改變，應立即就醫檢查。

(1)面對鏡子雙手下垂，仔細觀察乳房兩邊是否大小對稱，有無異常突起，皮膚及乳頭是否有凹陷或濕疹。

(2)左手上提至頭部後側，用右手檢查左乳，以指腹輕按乳房，外上、外下、內下、內上、中央（乳頭、乳暈）。不要用手指抓捏乳房，否則會把抓捏到的乳腺組織誤認為腫塊。等到全部區域檢查完畢，用同樣方法檢查右乳。

(3)平臥，肩下

健康小提醒

三十歲以上的女性，最好每年去醫院檢查一次；四十歲以上女性，每半年檢查一次。以便及早發現病變，防患於未然。

放一小枕頭，將一側手臂垂於身側或彎曲枕至頭下，重複(2)的方法，檢查兩側乳房。

(4)以大拇指和食指輕輕擠壓乳頭，注意有無異常分泌物，例如血性、膿性等。

8 不可忽視下體臭味

一個健康的女性，身體同樣會有氣味，但濃度因人而異。在正常情況下，女性下體會產生一定的分泌物，這些陰道分泌物與殘留的尿液形成的混合物，在潮濕的環境下受到細菌的分解會產生異味，激素分泌較多者，氣味相對較濃。

有些婦女白帶增多而且伴有魚腥味，尤其在經期和性生活後情況更為嚴重，甚至連行走或運動時就能聞到，讓人相當尷尬。這是一種常見的婦科疾病——細菌性陰道炎造成的。因為該病所產生的氣味十分難聞，並且常合併滴蟲、真菌感染而引起外陰部瘙癢難忍，還會引致燒灼感、性交疼痛，有時還會引起其他泌尿系統疾病，並具有傳染性，可嚴重影響性生活。所以，不要忽視女性下身的魚腥臭味，但也不要過分擔心，只要及時發現，盡早就醫，它就不會影響正常生活。

健康小提醒

想要減輕這種氣味的困擾，應每天洗澡。同時，內褲要勤洗勤換，不僅能防止出現異味，對自身的健康也大有好處。

9 第一次懷孕不宜人工流產

　　如今很多年輕夫妻的生育觀念改變，不希望太早有孩子。但要提醒大家的是，一旦避孕失敗有了小孩，對於人工流產一定要慎重考慮。人工流產只是一種迫不得已的選擇，第一胎懷孕時最好不要做。臨床上，在習慣性流產和繼發性不育的婦女中，近半數的人第一胎懷孕時曾做過人工流產。

　　女性的子宮是生育器官，它就像一台電腦，有其固定的「生育程式」：接受受精卵，在這裡發育成長，直到十個月後分娩。若在懷孕一到三個月內人為終止妊娠，就會打亂子宮原有的程式，等到以後再孕時，只要接近前一次人工流產的時間，子宮就容易自動「終止程式」，停止對胎兒的培育，從而形成流產。當然，這也與體質、生活環境、兩次懷孕的間隔等有關，並非第一胎人工流產都會造成不孕。

　　一旦子宮的「程式」被打亂，一直未能再懷孕，最好的方法是耐心等待，讓「程式」恢復後再說，這個恢復時間通常需要兩年。

　　因某些特殊原因不得不進行流產時，也應選擇適當的手術與技術，因為它們帶來的後果不盡相同，術中應盡可能避免輸卵管損傷、子宮頸沾黏等不良反應，以免引起繼發性不孕。

　　一旦發現懷孕，做人工流產的決心下得越早越好。

因此，人工流產最好選擇在懷孕兩個月以內，最佳的時機是停經後五十天左右，不要超過兩個半月。因這時胚胎較小，胎盤還沒完全成形，藉由簡單的手術幾分鐘就能完成流產，而且出血少，術後恢復也快。如果一時猶豫或害怕做手術，錯過了最佳時機，胚胎超過了三個月，胎盤已形成，子宮的毛細血管已變粗，血液循環量已增加，這時再做手術就會變得複雜了。

> **健康小提醒**
>
> 不想太早生育的新婚夫婦，要採取有效的避孕措施，盡量避免第一胎人工流產。

10 生育年齡不宜超過三十歲

女性最佳生育年齡不宜超過三十歲，最晚不超過三十五歲。超過三十五歲的高齡產婦，卵子易發生畸變，胎兒先天性畸形或痴呆的發病率會明顯增加。

隨著年齡的增長，妊娠與分娩的危險也增加。高齡產婦妊娠成功率下降，與二十五到二十九歲的年輕孕婦相比，自然流產率增加了三倍。女性在三十五歲以後，骨盆和會陰的彈性都會減弱，妊娠期併發症和難產率相對提高。

當然，由於種種原因，結婚、生育年齡超過了這個界限，也不必過分緊張。因為現代

> **健康小提醒**
>
> 二十四到二十九歲是生育的最佳時期。有些女性想先專心於事業，等到經濟條件許可才願意當母親。但是到了三十幾歲才生育，對於後代的健康會造成極大的影響。因此，應該盡量抓住生育的最佳時機，不要過晚。

醫學已經具有相當高的水準，只要做好產前檢查和產前診斷，是可以預防和處理的，多數高齡的初產婦仍可平安順產。

11 紓解壓力五大妙招

・ 運用語言和想像放鬆

藉由想像，訓練思維「遊逛」，如「藍天白雲下，我坐在平坦的草地上」，「舒適地泡在浴缸裡，聽著優美的輕音樂」，在短時間內放鬆、休息，恢復精力，讓自己得到精神小憩，就會覺得安詳、寧靜與平和。

・ 支解法

把生活中的壓力羅列出來，一、二、三、四……一旦寫出來以後，就會發現，只要「個個擊破」，這些所謂的壓力，便可以逐漸化解。

・ 想哭就哭

心理學家認為，哭能緩解壓力。曾經有個調查，將成年人依照正常血壓和高血壓分成兩組，分別詢問他們是否哭泣過，結果百分之八十七血壓正常的人都說偶爾會哭泣，而大多數高血壓患者回答從不流淚。由此看來，讓情感抒發出來，比起深深埋在心裡有益得多。

- **一讀解千愁**

　　在書的世界遨遊，一切憂愁悲傷放在腦後，煙消雲散。讀書可以使人在潛移默化中逐漸變得心胸開闊，不懼壓力。

- **擁抱大樹**

　　在澳大利亞的一些公園裡，每天早晨都會看到不少人擁抱大樹。這是他們用來減輕心理壓力的一種方法。據稱擁抱大樹可以釋放體內的快樂激素，令人精神爽朗，與之對立的腎上腺素，即壓抑激素則消失。

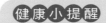

健康小提醒

想哭就哭，想笑就笑，釋放真實的自我，迎接嶄新的一天！

男性保健

1 健康衰退的十大徵兆

- **視力減弱**

　　眼球水晶體隨年齡增長不斷變厚，導致出現明顯視力衰退和聚焦不準。排除眼睛本身的問題，這說明血管方面出現病症。

・ 頭髮掉落

頭皮毛囊的數量日益減少，頭髮漸漸稀疏，頭髮的生長速度也越來越慢。當然，應排除遺傳因素造成的掉髮。

・ 運動能力弱

運動後心跳過快現象持續時間長，心臟調節能力越來越低，這說明心臟本身的儲備能力已下降。這是心臟肌肉老化、彈性減弱造成的，與血管健康狀況不佳有關。

・ 聽力下降

對音調的辨別能力尤其是高頻聲音的辨別越來越困難。這種狀況會在六十歲後日益明顯。

・ 氣喘吁吁

上樓梯、跑步後氣喘吁吁，控制呼吸的肌肉負擔越來越重，說明肺功能開始下降。研究顯示，若不進行鍛鍊，人在二十歲後肺功能就會開始減弱。

・ 脂肪增加

男性在二十五到七十五歲之間，體內脂肪組織的比例增加將近一倍，且增加的脂肪大多堆積在肌肉和器官組織裡。

· 性衝動減少

　　三十歲後男性的性能力下降的原因來自心理、生理兩方面，心理上的精神壓力過大、生理上的雄激素減少、血液循環不暢，都會造成勃起障礙。

· 陰莖勃起角度降低

　　男性在三十到五十歲之間，陰莖勃起角度比年輕時略低，五十到七十歲之間則明顯降低。

· 疲倦

　　三十歲男性在工作或生活中如果總是精力不濟、無精打采，可能是心理壓力大或內分泌發生改變所造成的。這說明雄激素已經減少。

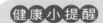

健康小提醒

男性也要多多愛惜自己，不要透支健康和生命。

2 多事之秋須防「男人病」

　　秋天氣候比較乾燥，導致人體排尿減少，尿道得不到正常的沖洗而導致前列腺炎的發病率增高。除了前列腺疾病以外，男性陽痿的發病率在秋天常常高於其他季節。

　　入秋天氣開始轉冷，由於酷夏時人體消耗大量的生

理能量，進入秋季後，機體因生理需要自動進入半休眠狀態，為迎接嚴冬儲備足夠的生理能量。秋季正是人體陽氣收斂，陰氣潛藏體內的時候，所以養生離不開「養收」二字，在房事方面，就是「休心養性」。性慾的興奮不能像春天生發之性的衝動，也不能像夏天陽亢之性的興奮，而是有所收斂，應減少房事。當然，房事的頻率因人而異，只要房事後的第二天不影響正常的學習和工作，就是不過量。

健康小提醒

秋季男性機體進入休眠狀態，生理器官處於疲勞期，神經中樞呈現抑制狀態，導致機能性生理障礙。面對這個多事之秋，一定要注意性方面的保健。

3 男性經常用筆記型電腦會不育

長時間將筆記型電腦放在膝蓋上工作，是男性精子數量減少的一個重要原因。最新研究結果顯示，筆記型電腦運作時，內部最高溫度可達 70℃。研究人員表示，在膝蓋上頻繁使用筆記型電腦會使陰囊接受過多從電腦內部散發的熱量。這種影響尤其是在天熱、用戶膝蓋裸露時更為嚴重。此外，使用筆記型電腦需要特殊的身體姿勢，陰囊會擠在緊閉的大腿之間，影響精子的數量。

健康小提醒

青壯年男性最好減少在膝蓋上使用筆記型電腦的頻率，使用時盡量不讓電腦與人體直接接觸。需要放在膝蓋上使用的話，要找個隔熱材料墊在電腦與皮膚之間，例如雜誌等，這樣就能有效避免筆記型電腦危及健康。

　　此項研究涉及二十九位年齡在二十一到三十五歲之間的男性，在他們使用筆記型電腦一小時後，左側陰囊和右側陰囊的溫度分別平均上升了 2.6℃ 和 2.8℃。一些研究發現，陰囊溫度上升 1℃ 就足以抑制精子的產生。

4 男人久坐沙發易不育

　　隨著居住條件的改善，沙發已成為居家的必備用品。很多男性覺得坐軟沙發比坐硬椅子舒服，於是坐在沙發上看電視或處理工作，經常連續幾個小時不動，卻未想到柔軟舒適的沙發竟會對自己的性功能造成損害。

　　我們的坐姿是以臀部坐骨的兩個粗隆作為支撐點，這時男性的陰囊輕鬆地懸掛於兩大腿之間，既受到保護，又不會被壓迫。如果坐在柔軟的沙發上，坐姿會改變，原來的支撐點隨之下沉，整個臀部陷入沙發中，沙發的填充物就會包圍、壓迫陰囊。

　　當陰囊長時間受到壓迫，會出現靜脈回流不暢，睪丸附近的血管變粗，瘀血嚴重時可導致精索靜脈曲張，出現睪丸下墜沉重，下腹部鈍痛感。

　　當精索靜脈曲張發生時，睪丸新陳代謝產生的有害物質不能及時排出，也得不到足夠的營養，就會使睪酮減少。睪酮是維持男子性功能和產生精子的動力，一旦缺乏，勢必導致性功能障礙和不育症。

　　經常過多、過久地坐在軟沙發上，陰囊被包圍受壓，

正常的溫度調節受到影響，致使睪丸的溫度上升。睪丸生精細胞對溫度非常敏感，溫度過高，會明顯損害到睪丸生精功能，不利於精子的生成，也會影響到生育。

健康小提醒

男性不應長時間坐沙發，每次不宜超過一小時。必須久坐時，應每隔半小時左右就站起來活動幾分鐘，改善局部血液循環，讓睪丸得到放鬆。

5 趴著睡會影響性功能

許多男性喜歡趴著睡覺，其實這對健康非常不利。

首先，趴著睡不但容易壓迫內臟，還會影響男性身體及生殖器官的血液循環，如果長期血液供給不足，有可能導致勃起功能障礙。

其次，趴著睡對精子生長不利。因為陰囊是男人的「小冰箱」，需要保持一個恆定的溫度，才有利於精子的生成。而趴著睡會使男性陰囊溫度升高，熱量不容易散發，影響生育。因此，尚未生育的年輕人尤其要小心。

再來，趴著睡易造成頻繁遺精，會導致頭暈、背痛、疲乏無力、注意力不集中，嚴重時會影響正常的工作和生活。因為趴著睡會壓迫陰囊，刺激陰莖，因而容易遺精。因此，遺精比較頻繁的人更要當心這種睡姿。

那麼，應該採取什麼樣的睡姿比較好呢？要以不壓迫內臟器官為原則，這樣才有利於休息。健康的睡姿有很

多種，側臥、半側臥、仰面平臥都是不錯的選擇。尤其是半側臥的同時雙腿微屈，不但能使整個身體得到充分的休息，而且不會壓迫內臟器官，能使生殖系統得到良好的調養。

> **健康小提醒**
>
> 睡覺的時候如果枕頭過高，也會影響性健康。因為枕頭過高會使腦部血液循環不暢，導致腦垂體分泌性激素的功能下降，對性欲、性能力都會產生影響。

6 前列腺疾病的預防

前列腺疾病常常讓男人欲言又止，當你在廁所裡逗留的時間越來越長，越來越頻繁，或經常產生尿意但排尿困難，或原來頗為順暢的尿流變成徐緩滴淌的細流時，就說明你的前列腺已經出現了問題。

前列腺可以分泌一種略偏酸性或略偏鹼性的液體，稱為前列腺液。成年男子每天約分泌零點五至兩毫升，大多隨尿排出。神經或化學的刺激可以使正常成年男子前列腺液的分泌大量增加。前列腺液中常含有精子，間歇性地排入尿中，因此成年男子尿液中含有精子並不罕見。

前列腺一旦出現異常，患者會出現前列腺區域不適或疼痛、排尿異常、尿道異常分泌物等臨床表現。前列腺疾病與其他疾病一樣，預防比治

> **健康小提醒**
>
> 有些感冒藥所含的乙醯膽鹼、類腎上腺素，會抑制膀胱收縮，使膀胱無力或者增加膀胱出口阻塞的可能性，從而加重前列腺症狀，造成排尿困難。因此前列腺增生症患者選擇感冒藥物應注意服用禁忌。

療更重要。預防前列腺疾病，要從日常的生活細節做起，例如菸酒和辣椒等食品，均對前列腺和尿道有刺激作用。前列腺問題往往是「坐」出來的，經常久坐會加重前列腺負擔，前列腺患者應盡量少做騎自行車、摩托車等騎跨動作。

7 踮腳排尿可以強精

對男性來說，小便時踮腳尖非常有利於健康，尤其能夠提高性功能。古代的養生法即有明示，小便雖然時間短卻不能稍有大意，應該咬緊牙關，踮起腳尖小便。依中醫的說法，認為如此有一時強腎的功能，因而能連帶達到強精的效果。

男性的性功能與肝腎功能密切相關，肝腎功能越活躍，精力就越旺盛。為了增強精力，應該刺激並鍛鍊與一切內臟功能密切有關的腳底，特別是腳前掌部分。為了達到這個目的，踮腳尖是最有效的方法。

此外，一旦上了年紀，肝腎功能等就會逐漸衰弱，因此會出現陽痿。這時，藉由踮腳尖來鍛鍊腳趾，就可以醫治性功能低下的症狀。

健康小提醒

踮起腳尖小便，一天做上五、六次，大約經過一個月或半年，腎功能就會自然變強，既強精又強身。女性也是如此，坐著的同時，最好讓第一腳趾和第二腳趾用力著地。

8 不用過度擔心陽痿

陽痿是一種陰莖勃起障礙，通常是指在有性刺激和性慾情況下，陰莖不能勃起或勃起不完全，不能插入女性的陰道內，勃起時間短促，很快軟縮，以致不能進行與完成性生活。

陽痿意味著男性喪失了重要的性生理機能，它所帶來的精神壓力遠遠超過了生理影響。陽痿一詞令眾多男性十分畏懼，而且由於各種傳聞的誤導，使得人們對陽痿的概念混淆不清。

事實上，人類的性能力、性功能是極易多變的，個體之間的差別相當大。對一個人來說，由於年齡、身體狀況、情緒、環境等不同狀況均能影響性功能，因此偶然出現的勃起困難，不能算是有病，除非一再發生才能診斷為陽痿。

針對一些男性性功能減退的情況，可以藉由在日常生活和心理上進行調適，保持健康的性生活、延緩性衰老。

> **健康小提醒**
>
> 對於勃起反應慢、強度差的男性，應加強性刺激，性交過程中應保持連續活動，避免「熄火」。性交不能過頻，戒除菸酒，不要亂用壯陽藥。壯陽藥要根據病情辨證選擇，最好請醫生診治後再服用。

9 不可以隨便拔鬍鬚

鬍鬚生長是男性特徵的表現，是身體發育的正常現象。有人覺得剛長出的鬍子稀稀落落不好看，又擔心越刮越粗，便用手或鑷子等將剛剛長出的鬍子一根根拔掉，以為這樣一來鬍子便會越拔越少。事實上，即使鬍鬚拔掉了，但毛囊還在，鬍鬚還會再生長出來。

此外，拔鬍鬚是十分危險的，因為口唇和鼻子周圍淋巴管和血管網很豐富，與顱內血管相通，這個部位在醫學上稱為「危險三角區」，隨意擠壓或挑、剔容易使細菌侵入顱內引起感染，導致多種疾病。研究顯示，一些罹患唇毛囊炎、癤腫、蜂窩組織炎的男性病人，詢問其病史時，幾乎都有拔鬍鬚的不良習慣。即使引起的皮膚感染能夠治癒，也有可能因為損傷過重而在表面遺留疤痕、硬結或色素沉澱，結果愛美不成反而變得更難看。

> **健康小提醒**
>
> 還有，千萬不要與他人共用刮鬍刀，因為一些傳染疾病的病毒可藉由此途徑傳播。

10 失眠會增加男性患糖尿病的危險

瑞典一項調查研究顯示，睡眠障礙會增加男性糖尿病發病率，但是對女性沒有影響。

除去年齡、高血壓、超重、抑鬱等風險因素，調查

發現男性睡眠障礙者的比例幾乎比女性高出五倍。研究發現，夜間睡眠不安穩、睡眠時間不超過五個小時的男性，糖尿病發病率升高近三倍，睡眠困難的男性糖尿病發病率幾乎升高五倍。

缺乏睡眠引起糖尿病有幾種可能，一種是睡眠不好會活化壓力系統，另一種則是睡眠缺乏引起碳水化合物代謝紊亂。

> **健康小提醒**
>
> 注意睡前三宜三忌非常重要。三宜是：一、睡前喝一杯熱牛奶。二、睡前足浴，用溫水洗腳十五到二十分鐘，使腳部血管擴張，促進血液循環。三、睡前刷牙。「三忌」是：一忌飽食，晚餐七、八成飽即可。二忌娛樂過度。三忌飲濃茶與咖啡，以免因尿頻與精神興奮影響睡眠。

11 八種讓男人生病的壞情緒

誰說情緒只是女人的困擾，男人也一樣，八種不可忽視的情緒，危害著男性的健康。

・敵意

這是講究團隊合作的社會，不能和他人積極合作容易引發敵意。專家發現「敵視情緒」引發的焦慮、悲觀每上升一分，患心臟病的危險就增加六個百分點。因為「敵視情緒」長期鬱積會破壞男性身體的免疫系統，更能對心臟系統產生壓力，嚴重的還會導致心臟受損。

提醒：「敵意」還會讓體內炎症蛋白含量升高，引發

冠心病。

制「敵」有方：修煉心性，心平氣和地與人合作，懂得成全別人才能成就自己。

‧ 季節性情緒失控

「季節性情緒失調」指的是因天氣變化而產生的情緒疾病，因多發於冬季，又被稱為「冬季抑鬱症」。

提醒：冬天陽光照射時間短，萬物蕭瑟，對環境和氣候格外敏感的男人會情緒低落、極度疲倦、嗜睡和貪吃及對所有事情都失去興趣，嚴重的還會引起機體功能衰退。

應對方法：運動及按摩，拒絕單一飲食，多吃蔬菜和水果，享受陽光和參與戶外活動。並增加室內自然光線及充分享受冬季的樂趣，比如書本和音樂等。

‧ 憤怒

吃的量多了，與能量代謝有關的維生素 B 就會消耗得多。研究發現，缺乏維生素 B1 會使人脾氣暴躁、健忘，維生素 B3 缺乏與焦慮有關，維生素 B6 的不足則導致思維能力下降。另外，肉類吃多了，體內的腎上腺素就會升高，也更容易使人發怒。

制怒劑：玫瑰花或山楂泡水飲用，適量飲用啤酒。蓮藕屬順氣佳品，蘿蔔生吃（如有胃病可飲用蘿蔔湯）也是天然的制怒劑。

- 悲傷

從科學的角度分析，人之所以會感到悲傷，是由於體內氨基酸長期不平衡導致的。另外，身體中缺乏鎂元素也是悲傷不已的潛在原因。

抑悲丹：濃骨湯、維生素 C 都對抑制悲傷有效。另外要確保每日攝入的食物種類不少於十種，其中蔬菜、水果種類不少於五種。

- 多疑

多疑讓人寢食不安。研究發現，吃素會影響細胞對能量的利用，並擾亂腦組織神經遞質的合成和釋放，更容易讓疑心加重。另外，飲食長期缺鋅也可能導致情緒不穩和多疑。

抗疑素：適量吃肉類和海鮮能改善心境，適量吃堅果類零食也能產生安全感。

- 鬱鬱寡歡

血液中血糖不足可能導致抑鬱。另外，汞中毒也是導致鬱鬱寡歡的原因，例如香菇頭、乾木耳就可能殘留汞元素，引發男人的情緒災難。

抑鬱靈：補充足夠的碳水化合物，最好是穀類。另外，在食用蘑菇、木耳時，務必浸泡十分鐘以上，並用流動的水反覆沖洗。

- **恐懼**

工作所導致的壓力對健康的危害最大。美國的資料統計發現，現代社會男性每天的睡眠時間平均減少了兩個小時，害怕失去工作成為男人「生命中最不可承受之懼」。男人恐懼的另一件事就是失去獨立能力，必須依賴別人的照顧。當男人的健康出現問題時，他們比女性更感到恐懼。所以他們不去醫院，因為他們寧願選擇逃避。

解決恐懼：與朋友和家人保持交流，適時為自己減壓。必要時向心理醫生求助。

- **「性」情**

男人更需要被愛？是的，德國調查發現，認為妻子愛自己的男人心絞痛的患病率明顯低於那些認為不被愛的男人。而且，生活在愛中的男人也更不容易超重和沾染不良習慣。

> **健康小提醒**
>
> 男人其實也很脆弱，正視自己，調適身心，做個健康的好男人。

12 別把正常早洩當成不正常

早洩是一種性功能障礙，常見於中青年男性，指的是射精發生在陰莖進入陰道之前、正當進入陰道時或進入陰道後不久。大多數已婚男性都有過不同程度的早洩，偶爾

的、暫時的都不算什麼毛病。

　　射精過快和早洩是兩個完全不同的概念，前者為正常男性性生理的一種現象，而後者則是一種男性性功能障礙症狀。男性性反應的特點是能快速進入性興奮狀態，尤其是產生占主導地位的「排泄慾」。射精過程是中樞神經系統、內分泌系統共同參與調節的一種反射現象，性交二至六分鐘後發生射精都是正常的。

　　例如新婚夫妻第一次性生活，由於交感神經高度興奮，男方可能在剛剛接觸女方性器官，或陰莖剛剛放入陰道就射精，對於這種過早的射精現象，不能稱為早洩。隨著婚後性生活的不斷調整，這種現象自然就會消除。

> **健康小提醒**
>
> 婚後夫妻分別時間過長，久別重逢，性衝動難免較強，較早射精也是常事，不能視為早洩。

性愛保健

1 洗澡後不要立即行房

　　大多數夫妻都有在房事前洗個熱水澡的習慣，其實從醫學角度來看，洗澡後隨即行房，可能會影響性生活的品質。

　　因為人體對血流量有自動的調節功能，哪個器官工作忙就會向其「調動」一些血液。洗澡後，溫度和磨擦使血

液向皮膚流動，並停留一段時間，這時行房，性器官會向皮膚「搶」血液，如果性器官得不到足夠的血量，必然影響性生活的品質。

偶爾一、兩次倒也無妨，倘若長期如此，體內血液循環總是處於失衡狀態，不但影響性功能，還會使心、腦的血液供應相對不足，容易產生頭暈、心悸、乏力甚至昏厥。

健康小提醒

怎樣才能既保持清潔衛生又能「性趣」盎然呢？可以僅對生殖器官局部進行必要的清潔，或者在洗澡後先休息半小時，待皮膚血流量恢復正常時再行房。

2 行房結束不宜立即入睡

一般而言，男性在性生活後都會感到疲勞，所以往往倒頭大睡，以為這樣就能夠消除疲勞感。事實正好相反。性生活後立刻睡覺不僅會使射精後的疲勞感持續到第二天，也會引起妻子的不快。

正常情況下，夫妻雙方從性興奮開始到性高潮結束，持續時間大約是五到二十分鐘，也有比這更長的。在進行性生活時，雙方性器官會處於高度充血狀態，而且從性興奮期到高潮期，還會出現心跳加快、血壓升高、呼吸加深加快、全身皮膚血管擴張、排汗增加等現象。因此，在這一過程中，機體的能量消耗明顯增加，代謝增強。

性生活後的疲勞感，大多是因為控制排出精液的腦脊髓在射精後反射機能一時鬆弛下來的結果。也就是說，射

精時神經興奮緊張，射精後神經和脊髓反射神經鬆弛。對於年輕人來說，性生活後的疲勞感恢復得很快，但是中老年人由於神經反應比較遲鈍，恢復的時間相對較長，如果性交後馬上入睡，引起疲勞的反射機能繼續鬆弛，疲勞感就很難消失。

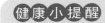

健康小提醒

性生活之後，切記不要立刻轉身就睡，看一會兒電視，起身喝杯水，或和妻子聊聊天，就不會讓疲勞感持續到第二天。

3 忍精不射並非健康之舉

正常的性生活對男女雙方都是有益的，女性從男性那裡得到了愛撫、性感受以及異性的氣味、精液等刺激，在心理和生理方面得到滿足，有利於女性的身心健康；同樣的，男性從女性那裡也得到性快感、性滿足和異性的撫慰，得到了心理和生理方面的平靜與平衡，有利於男性的身心健康。

如果性交時男性忍精不射，男女雙方均達不到最大快感，享受不到最大樂趣。即使強忍著不射出體外，精液實際上已經射入了自己的膀胱，然後隨尿液排出體外，絲毫不能「節省」下來。

與此同時，由於強迫自己忍精不射，使得陰莖、膀胱、前列腺、精囊

健康小提醒

如果出於避孕目的而忍精不射，可以採取戴保險套性交的方式，以避免由忍精不射而導致的疾病。

腺等生殖器官長時間處於充血狀態。久而久之，容易導致男性生殖器官的炎疾或前列腺增生，引起排尿不暢、排尿滴瀝等病症，甚至可導致男性不育。因此，性交不宜忍精不射。

4 人工流產後不要立即過性生活

人工流產兩星期後，儘管惡露已排盡了，但是婦產科醫生還會警告：必須再等一個月後，性生活才能夠恢復。人工流產會造成女性生理和心理上嚴重的創傷，對於女性心理狀態和體力也有很大的影響，需要較長的時間加以恢復。

其實，子宮、卵巢、陰道等性器官更需要充分的時間來修復和調整。因為人工流產通常使用刮宮和吸宮的方法，將胚胎組織與子宮分離，所以必定會造成女性子宮內膜一定的損傷。

在人工流產後，如果過早進行性生活，會有很大的危害。它會使得尚未恢復的陰道雪上加霜，延長其恢復期。如果過早進行性生活，很容易將細菌帶給生殖器官，從而引起子宮內膜炎或輸卵管炎，輕者或治療及時，還可完全恢復，但重者卻會因此使子宮內膜遭到破壞或輸卵管閉塞而導致不孕，甚

健康小提醒

人工流產後要注意清潔衛生，預防感染。術後必須注意外陰衛生，術後兩星期或出血尚未乾淨前禁止盆浴，術後一個月內禁止性生活，以免發生感染。

至在急性炎症期將細菌從創口侵入血流，擴散為敗血症而危及生命。

5 做愛時不要用力摟抱

人體頸部兩側各有一條較大的動脈，分別稱為左側頸動脈和右側頸動脈，用手輕壓，就會感覺到它們的搏動。而在頸部外側中段的頸動脈處有一個略為膨大的部分，這就是頸動脈竇的壓力感受器，其外膜內有許多壓力感受性末梢裝置。

這個壓力感受器比較敏感，當受到血管內外的壓力作用如血壓升高、外力壓迫時，就會反射性地引起血壓下降，使腦部突然產生缺血缺氧而發生暈厥。嚴重者會導致反射性心臟搏動驟然停止而致死。

處於夫妻性生活及約會中的男女往往由於過分激動，雙手情不自禁地緊緊摟抱對方，不慎壓迫了位於人體頸部外側中段的頸動脈竇壓力感受器，從而反射性地引發血壓突然下降而致暈厥，很有可能發生昏迷或更為嚴重的後果。

一旦發生上述症狀時，可以立即讓患者以頭低位平臥於床上，採用針刺或指按人中、合谷穴的方法，必要時也可以進行心臟體外按壓與人工呼吸。

健康小提醒

在性生活時雙方都要注意不要用力摟壓對方的頸部外側，擁抱接吻時，也應盡量避免過度摟壓對方的頸部。

6 不要盲目使用情趣用品

現代許多夫妻為了提高性生活的品質，不惜花費金錢購買一些據説能延長房事時間、增加夫妻歡樂的情趣用品。

其實，對於健康人來説，這些用具雖然可短暫增強性功能，但長期使用則會使性功能遭受難以恢復的不良後果。濫用這些情趣用品，可使人的腦垂體激素分泌失調，打破原有的激素平衡，以致誘發細胞異變，長期使用還會造成興奮、失眠、心悸等不良反應。

實際上，情趣商品是否能對性生活產生助力，取決於使用者的理性程度。感情要靠雙方的關愛及無障礙的溝通，才能達到日久彌新的親密關係，如果想靠情趣用品來改善，只是治標不治本，甚至可以説根本不懂愛，只是汲汲於強烈的慾望罷了。

> **健康小提醒**
>
> 只要性能力在正常的範圍內，就不必使用情趣用品，提高性功能最好的方法是加強體能鍛鍊，飲食正常。

7 不要盲目崇拜性技巧

調查證明，性反應涉及了眾多的生理反應，其中全身肌肉的緊張度不斷增強，可能是最重要的一種反應。女

性的性反應依賴短促而不間斷的按壓，以及連續和有節奏的刺激。許多男人更是如此，這可以直接讓他們達到性高潮。

過分強調性技巧，會削弱性與愛之間的必然聯繫。如果過於追求具體的、機械性的性技巧，往往既不能製造愛情和關切之情，也難以充分溝通與交流。有專家指出，如果過於強調性技巧，就會使愛的行為變成一種機械的動作，並形成疏遠、孤獨、人格受辱等情緒。任何夫妻感情和知識的不一致，任何道聽塗說和一知半解，都會使性技巧產生相反的不良作用。

性生活最讓人愉快、振奮的，是在肉體交流的同時能達成心靈上的溝通，即靈與肉的昇華。只有藉由性需求的交流，夫妻才能相互喚醒、激發情慾，使注意力集中於伴侶的性感受上，才能進入令人神往的性高潮，並且使夫妻從性滿足中分享喜悅。

> **健康小提醒**
>
> 性愛生活需要氣氛，有了良好氣氛才易於動情。夫妻使用性技巧必須記住：雙方都必須自願、真正需要；夫妻感情必須相當好；雙方性知識和性態度的水準必須接近。

8 前戲並非越久越好

前戲時間的長短視男女之間的狀況而定。這個持續時間短到幾分鐘，長達十室十五分鐘，或者更久。不過，長時間的調情是會讓人（首先是女方）疲憊不堪的。

許多性醫學專家並不主張事先規定性行為的先後模式，但是，卻主張為美好的性愛預留時間。令你感到滿足的性愛，並不一定在於時間的長短，而是看重性過程中的樂趣。如果前戲的時間過長，那麼做愛的快感可能會被搞得十分疲憊、毫無「性致」了。

> **健康小提醒**
>
> 一定要控制好性前戲的時間，千萬不要過分拖延，否則會適得其反。

9 性生活要防過敏

過敏反應在性生活中非常普遍，通常表現為女性陰道瘙癢，男性陰莖紅腫、瘙癢或灼痛，嚴重的還會導致潰瘍。很多人以為自己是患了某些疾病，而忽視了過敏這個原因。常見的性生活過敏現象有：

· 保險套過敏

有人使用後可能出現陰莖龜頭部位發紅、發癢、刺痛現象，有的可能發展為潰破、糜爛和滲液現象。

· 精液過敏

性生活後，女方陰道刺癢、腫脹、疼痛、流黏液性分泌物，同時臉部發熱，眼皮浮腫，流眼淚，打噴嚏，嚴重的全身皮膚發癢，起紅色小疹子，需要兩、三天才能好

轉。

對於有生育計畫的夫妻，可以在醫生指導下進行脫敏療法，即從小量接觸開始，不斷增加接觸量和接觸面積，出現明顯過敏反應時予以抗過敏治療，沒出現則一直實施到對該過敏原不再敏感，並保持經常性接觸，避免重新致敏。

如果已經發生過敏現象，出現陰部紅腫熱痛和瘙癢，應該避免搔抓和用熱水燙洗、洗潔劑擦洗，應及時到醫院去看醫生。

> **健康小提醒**
>
> 房事結束後，立即排尿並清洗外陰，對於防止房事過敏有一定幫助。平時少吃容易上火的食品及中醫認為的「發物」，有助於改善過敏體質。

10 走貓步增強性功能

別以為走伸展台是時裝模特的專利，對於普通人來說，它不僅可以塑身，更有增強性功能的作用。

「貓步」的特點是雙腳腳掌呈「1」字型走在一條線上，形成一定幅度的扭胯，對會陰部造成擠壓和按摩，有塑身效果。中醫認為，人體會陰部有個會陰穴，男子位於陰囊與肛門之間，女子位於陰唇與肛門之間。會陰穴是任、督二脈的交匯之點，按壓此穴不僅有利於泌尿系統的保健，也有利於祛病強身。

女性生孩子以後，陰道肌肉變得鬆弛，四十歲以後更缺乏彈性。如果經常走貓步，可使陰部肌肉保持張力，有

利於提高性生活品質。男性走貓步，不斷按摩陰囊，亦有利於補腎填精。

健康小提醒

無論男女，經常走貓步，還可緩解緊張情緒，有利於心理健康。

11 不要忽視臥室對性愛生活的影響

一個寬敞、陽光充足、空氣新鮮、溫度適宜、色調宜人的臥室，不但能使人心情舒暢、身體健康，還可以提高夫妻性生活的情趣和興致。對於每對夫婦的每次性生活來說，臥室環境的好壞都是成功與否的重要條件。

臥室的環境應當是安靜、舒適而遠離嘈雜的地方。環境安靜便於夫妻交流，使雙方注意力集中，而吵鬧的環境往往會破壞情緒，分散注意力，干擾性生活。

要經常保持室內空氣的流通。在性生活中，男女雙方的體力消耗都很大，新鮮的空氣可使身體和大腦得到充分的休息，避免性事中發生意外。

一般來說，大多數人都喜歡在幽暗的燈光下進行性生活，這是因為較暗的光線可使人的性感集中。但是，也可以用帶有顏色的燈光來裝飾，藉由刺激視覺，來達到強化性的吸引力和愛

健康小提醒

臥室宜用暖色調，如紅色、橙色等。因為暖色調能為性生活帶來祥和、溫暖、穩定的感覺。室溫以 24～26℃為宜，過熱、過冷都會影響性欲。

的親和力。

12 慎用藥物

　　人到中年以後，一方面由於生理機能由盛轉衰，另一方面由於工作和家庭負擔過重，身心遭受巨大壓力，常常出現腰痠背痛、動則氣急、頭髮早白、性慾減退，甚至出現陽痿不舉等現象。這使得他們在性生活中越來越力不從心，有些人一旦發覺，便病急亂投醫，胡亂尋找含有大量性激素的藥物，以期恢復昔日的「雄風」。

　　提醒大家，千萬不能無視自己身體的具體情況亂服藥物。如不對症下藥，弄傷身體，反使情況更糟。

　　引起性功能衰退的原因有很多，並不僅是性器官老化所致，還有可能是身體的其他器官發生病症或機能失調，也有可能是精神等因素所致。所以必須先找出根本原因，才能進行調理。

> **健康小提醒**
>
> 有些藥物確實能使陰莖勃起，增強性慾，但其副作用是顯而易見的，切勿盲目購買。

13 射精疼痛應及早就醫

　　有些男性在射精時會疼痛，部位除陰莖外，在尿道、會陰部、陰囊上方或腹部也會發生疼痛，這種症狀稱為射

精疼痛，是一種常見的男性性障礙。射精疼痛使性高潮的快感受到嚴重影響，使性生活失去樂趣，而且會由此產生對性生活的畏懼心理，長此以往還會引起性慾減退以致喪失。

射精疼痛主要發生在射精時，少數情況下也會發生在剛勃起、射精前以及射精後，疼痛部位主要集中在生殖器官、外陰部，少數也會發生在腹部、頭部、腰背部、四肢等部位。

導致射精疼痛的原因很多，常見的是炎症所致，如有精囊炎、前列腺炎、附睪炎、尿道炎等，也有些是由於陰莖包皮過長引起的。

射精疼痛的產生與性生活過於頻繁也有關。性生活頻率過高，使上述器官經常處於興奮狀態，從而發生充血、水腫，使射精受阻而引起疼痛。

健康小提醒

發現射精疼痛應及早就醫。由於性交頻繁而引起的射精疼痛，要採取相應的措施，注意節制房事，量「力」而行，生活要有規律。由生殖系統炎症而引起的射精疼痛，可採用抗炎治療。

5

不可不知的美容保養

1 形成皺紋的十大原因

‧ 衰老

　　這是皺紋產生最主要的原因。潤澤、光滑、富有彈性的年輕肌膚，二十五歲後就會逐漸衰老。隨著年齡增加，皮脂腺和汗腺功能衰退，皮膚失去光澤，變得乾燥，皮下脂肪也減少，皮膚開始鬆弛，失去彈性，這就是所謂的「老化」。三十歲左右，眼尾開始出現魚尾紋，四十歲的皺紋爬上額頭，等到五十歲後，整個面部就會出現「人生的年輪」了。

‧ 紫外線

　　陽光是皮膚的大敵，甚至在冬天如果過度曬太陽，紫外線也會傷到真皮層，令之乾燥形成小斷裂，形成細小的皺紋。

‧ 動作

　　習慣性的面部動作會加劇皺紋的形成。比如喜歡沉思的人，額頭眉間皺紋較多；感情豐富愛哭愛笑者，眼尾紋易出現等等。

‧ 體重波動

　　因為節食或不注意控制飲食而造成體重的大起大落，

會導致皮下脂肪忽然減少或突然增多，當皮膚「吃」胖後，若短時間內又忽然變瘦，皮膚就會明顯鬆弛，產生皺紋。

・ 牙齒缺損

牙齒的缺損造成口周皮膚鬆弛，形成皺紋。

・ 保養不當

過度清潔或滋潤都會使皮膚產生皺紋。中乾性皮膚變得緊繃，油性皮膚變得更加油膩，是過度清潔的跡象。此外，按摩因為過重或方向不對、敷面膜次數過多、護膚品化妝品塗用過量、潔面方式不對等都會導致皮膚粗糙，皺紋增加。

・ 休息不夠

失眠熬夜或睡姿不正，會直接反映在臉上，長期下來就會留下衰老的痕跡。

・ 吸菸

吸菸會使皺紋增加，因為煙霧中的一氧化碳與紅血球的附著力比氧氣更強。當一氧化碳附著在紅血球表面後，會使組織、皮膚造成缺氧狀態。此外，煙霧中的有害或分不斷侵害血管，影響皮膚的血液循環，從而使皮膚失去彈性和光澤，皺紋也隨之出現和增加。

· **飲酒**

　　過量飲酒會影響體內激素的分泌，從而加速皮膚衰老，出現皺紋。

· **偏食**

　　現代科技發現，食物進入機體會產生酸性和鹼性兩種不同反應。日常生活中酸性食品有肉、禽、魚、蛋、糧穀等；鹼性食品有蔬菜、水果、蜂蜜等。在日常生活中應注意兩者搭配食用，否則，過食酸性食品會使體內乳酸、磷酸積存，由於皮膚受酸的侵蝕，從而促使皺紋的出現。

> **健康小提醒**
>
> 保持年輕與陽光心態，積極地看待人生，也是保持年輕活力的重要因素。

2 正確的洗臉方法

　　為了保護面部嬌嫩的皮膚，洗臉時應該用手，毛巾只是擦乾水分用的，如果用毛巾反覆搓臉，會使面部皮膚粗糙。

　　正確的洗臉方法是用手捧溫水將面部浸濕，然後將洗面乳或香皂在手上搓勻，再抹到面部，鼻部和口周可多重複幾次。記得洗面乳要充分搓勻起泡，否則不但沒有清潔效果，還會殘留在毛孔內引起青春痘。泡沫越多越好，將泡沫塗在臉上輕輕按摩一分鐘，太用力會產生皺紋，按摩

十五下左右，讓泡沫遍及整個面部，最後用冷水徹底沖淨泡沫。冷水可以增強血液循環，提高皮膚彈性。採用這種溫水和冷水交替洗臉的方法，既可清潔面部皮膚，也可使皮膚表面血管擴張、收縮，有利於面部皮膚的美容保養。

擦臉的方式是將毛巾貼在臉上，然後輕輕按乾臉上的水珠，切忌用毛巾上下來回搓，尤其肌膚不好時，更嚴禁用力擦。應該使用專門擦臉的毛巾，以質地柔軟、纖維細似紗布的毛巾為佳。如果使用一段時期變硬，就不可再用來擦臉。

用溫水潔面後再用冷水清洗更利於皮膚保養。洗臉時的水溫非常重要，簡單地說，非油性皮膚和混合膚質的人，最好用高於 30℃ 的溫水洗臉，這樣既能使毛孔充分張開，輕鬆洗去面部浮塵，又不會使皮膚的天然保濕油分過分流失，利於皮膚的深層清潔。

需要注意的是，水溫不宜過熱，要低於體溫，用手試有溫熱感，不覺得燙即可。超過人體正常體溫時，面部血管壁的活力就會減弱，皮膚容易變得鬆弛無力、發乾，出現皺紋。

另外，洗臉的次數並非越多越好，且洗臉時最好不要用臉盆，臉盆裡的水不是流動的

健康小提醒

偏鹼性的肥皂要少用或不用，因為面部皮膚略呈酸性，有強大的殺菌護膚作用，如果長期使用偏鹼性的肥皂，不但會破壞它的保護作用，還會刺激皮脂腺分泌油脂。所以，如果皮膚不是太髒，就不該用肥皂清洗。

油性膚質不宜使用冷水，冷水能使毛孔收縮，無法洗淨堆積於面部的大量皮脂、塵埃及化妝品殘留物等，不但不能達到美容的效果，反而引發痤瘡或加重痤瘡之類的皮膚問題。

水，臉上和手上的髒東西都會洗到水中，再用這樣的水洗臉就無法達到潔膚的效果，因此用手捧流水洗臉最好。

3 外出回家最好先洗頭

　　洗頭有利身心健康。皮膚科專家認為，健康頭髮的概念首先是潔淨，其次是光澤和柔順。洗髮最顯著的效果就是減少頭屑，改善髮質，還可減少異味，增加頭髮的光滑程度和易梳性，抵抗紫外線等環境因素的侵害。

　　沾了汙垢的頭髮會變硬並且顯得脆弱，汙垢積存在頭皮上，最後會形成頭屑，容易造成掉髮，同時也影響儀容。因此，頭髮髒了應立即清洗乾淨。

　　外出回家最好先洗頭，因為病毒可透過飛沫傳播，只要置身於密封式空間，病毒的懸浮粒子便會隨空氣漂浮，頭髮會成為這些懸浮粒子的最佳藏身之所。如果回家後不洗頭，藏在頭髮中的病毒便會在屋內散播。

　　正常的頭髮每兩天洗一次就可以了，如果過分去除油脂，長時間後會使頭髮變乾，產生頭屑，所以要加以注意。但是有的人油脂分泌量大，洗過之後很快就會出油，這樣的人最好每天洗頭。

健康小提醒

不洗頭就睡覺會損傷頭髮，一定要洗淨之後再上床。容易掉髮的人應避免頻繁洗髮。

4 洗髮精要揉出泡沫再使用

洗髮前最好先梳理頭髮，這樣做不僅可以讓頭髮更好洗，也能促進血液循環，然後用四十度左右的溫水洗髮，水太熱會使頭髮變乾而且頭皮發癢。洗髮時要用指腹輕輕按摩頭皮，不要用指甲抓撓頭皮和搓洗頭髮。

有些人為了止癢，在洗髮時用手指使勁撓頭，這樣做會刺激頭皮屑的產生。最好用手指輕揉髮絲，順其生長方向，將髒的泡沫洗掉。在洗髮過程中不要用梳子去梳濕髮，這樣容易產生斷髮。弄乾頭髮時，千萬不要拉扯頭髮。

在洗髮時，一定要使洗髮精充分產生泡沫，再用大量的水沖洗，頭髮上不乾淨的東西會隨著泡沫一起沖走。不要將洗髮精直接抹在頭上後揉搓出泡沫，而是要先將洗髮精放在手上搓出泡沫，再將它均勻地抹在頭上，然後利用指腹輕柔地按壓，在揉搓豐富泡沫的同時按摩頭皮。同時，記得洗髮精在頭上停留的時間不要超過十五分鐘。

健康小提醒

頭髮洗好後，不要用乾毛巾用力擦頭髮，要用大毛巾將頭髮上的水分吸盡再用大齒梳梳理。梳理時動作要輕柔，因為髮根經熱水浸泡及按摩後，血液循環加快，毛孔張開，頭髮容易拉斷。最好自然風乾，如果使用吹風機，風力不要太強，吹至八成乾就可以了。

5 如何選擇合適的洗髮精

　　有的人圖方便，認為洗髮精的功能都差不多，隨便買一瓶就可以了。其實，購買時要特別留意，挑選適合自己髮質的洗髮精。

　　解決頭髮問題的關鍵在於正確掌握髮質特性，秀髮變髒的原因包括灰塵與造型劑的殘留，另一點就是頭皮所分泌的油脂及汗漬，清潔就是為了解決頭皮出油的問題，因此選擇洗髮精時應該以能潔淨頭皮的產品為主，而非單純清潔頭髮。一般建議選擇洗淨力適中、具有細緻泡沫、刺激性小的洗髮精。洗淨力過強的洗髮精會讓毛髮必需的脂肪成分過度流失，造成頭髮太過乾燥或容易生成頭皮屑。

　　首先應該了解自己的髮質是油性、中性還是乾性，然後根據髮質來選擇。乾性髮質一般用滋養、柔順型的，可以選擇含柔順性複合維生素的洗護髮產品，為頭髮補充充足的水。乾性髮質不能天天洗頭，否則會使頭髮上的油脂越來越少，變得更加乾枯，二至三天洗一次頭最佳。

　　若是頭皮容易出油，應該要使用適合油性髮質的洗髮精。油性髮質一般用控油、清爽型的，在洗頭髮的時候，可以把出油的部位多洗一遍。但是如果髮絲屬於柔細髮質，這時洗髮精就不應該繼續使用油性髮質適用的，要選適合柔細髮質的洗髮精，這樣才會讓頭皮達到清潔的目的，也兼顧髮絲的柔順。

　　中性髮質的人可以天天洗頭，但如果有嚴重的頭皮屑

症狀，建議隔天交替使用藥用、一般的洗髮精，等到頭皮屑的症狀轉好，就可恢復一般洗髮精。

有的人迷信名牌產品，往往長期使用同一種洗髮精，這種做法並不恰當。最好經常更換牌子，尤其是藥用洗髮精，用完一瓶就要換另一種成分的抗屑洗髮精，治療效果會更好。

> ## 健康小提醒
>
> 為了保持頭髮的美麗，應該選擇專業化妝品牌的洗滌劑。由於去屑洗髮精或多或少都有一些去脂抑菌的作用，用久了難免可能產生耐藥性，在使用一段時間某一品牌洗髮精後，感覺效果不如從前時，可換其他品牌的去屑洗髮精，或是交替使用，效果會更好。

6 慎用染髮劑

以前染髮的主要是老年人，目的是將斑白的頭髮染黑。現今染髮的主要族群已經變成年輕人了。

染髮劑的致癌作用和人體損傷程度取決於接觸染髮劑的次數、染髮間隔時間的長短、染髮劑含量的高低、頭皮是否有傷口，特別是染髮者自身免疫功能的強弱等多種因素。

值得提出的是，如果使用難以脫色的永久性染髮劑或半永久性染髮劑，染髮者患血癌和淋巴癌的可能性會比常人高得多。專家指出，有的染髮劑是潛在的致癌物，長期使用容易積存於染髮者的體內，使體內細胞增生，且突變性增強。經常使用染髮劑可能導致女性乳腺癌、子宮頸

癌、皮膚癌、腎臟癌、膀胱癌的發病率增加，甚至會影響胎兒，使他們大腦發育不良。

另外，有很多人染髮會過敏，這是因為染髮劑中含有一些化學物質和頭髮中的蛋白質形成完全抗原，引發過敏性皮炎。輕者出現頭皮腫痛、瘙癢，重者整個頭面部都會發生腫脹，並起水皰，流黃水，甚至化膿感染。

健康小提醒

任何染髮都會對頭髮、頭皮產生不同的損害。如果一定要染髮，次數不宜頻繁，皮膚或雙手染上染髮劑一定要洗乾淨。如果染過的頭髮易乾燥分叉，選用滋潤且蛋白質豐富的洗髮精和護髮素極其重要。

7 離子燙後要勤於護髮

做完離子燙後，頭髮會特別直順好梳理，為什麼會有這種效果呢？因為離子是髮質的主要構成部分，在頭髮內呈鏈狀排列，當頭髮經過燙、染等刺激後，其離子的排列會因而改變，髮內離子間的虛位也因為雜質滲入而讓髮根變粗，缺乏光澤。離子燙髮的任務就在於排除頭髮內離子間的雜質，讓頭髮內離子能重新正常排列，恢復頭髮的光澤。

離子燙後要注意頭髮的護理，如果太久未做護髮工作，乾燥、分叉、易斷裂等後遺症就會慢慢出現，因為離子燙將毛鱗片從頭髮表面剝落，髮質很脆弱，加上毛鱗片不但具有保護頭髮的功能，也有輸送養分的功能，在毛鱗

片受損的情形下，每日保養的工作更加重要。專家建議，除了定期的護髮保養之外，每天居家的護理才是秀髮美麗的關鍵。

健康小提醒

如果頭髮剛燙完，建議選擇可修護角質蛋白的氨基酸產品，等到頭髮較為強健時，就可以使用含有天然維生素 B5、熱油護髮成分的天然洗髮精。在選擇洗護產品時，盡量選擇適合受損髮質、質地滋潤不油膩的產品。

8 痣不能隨便點

人的皮膚表面會長痣，痣有幾種，最為常見的是色素痣。顏色有淡黃、淡褐、深褐和黑色，褐色占多數。

一般而言痣是無害的，不影響身體健康，也沒有什麼不適的感覺。但是有人為了美觀，隨便在街邊讓人用藥水點痣。結果，有的痣雖然被腐蝕掉，卻留下了比原痣更大、更難看的疤痕，甚至被藥水刺激形成潰瘍。因為點痣的藥水都是化學藥品，如強酸和強鹼一類，對人體皮膚有腐蝕和刺激作用。當痣內細胞受到腐蝕性藥物強烈刺激後，會加速其組織病理的改變，逐漸轉化為惡性病變的機會相對增高，有可能演變為皮膚癌。因此，不要亂用藥水點痣。

如果痣確實影響美觀，需要除掉，應到醫院皮膚

健康小提醒

如果發現長期存在的黑痣在短時間內突然迅速增長，顏色變深，表面結痂，甚至有出血、潰爛、紅暈等炎症表現，是黑痣發生惡變的重要訊號，必須立即手術切除。

科診療，經過醫生詳細檢查後以手術去除。

9 穿耳洞要小心

　　戴耳環雖然漂亮，但是千萬不要隨便請人穿耳洞，如果處理得不夠小心，輕者可能導致耳朵發炎，重者形成疤痕，非但不美，反而破相。其實，並非人人都可穿耳洞。下列情況要特別注意：

・ 月經期間

　　因為此時全身各器官充血，抵抗力降低，穿耳洞容易導致出血過多或感染。

・ 患有急性炎症

　　耳垂患有急性炎症或慢性皮膚疾病的人，不要急於穿耳洞，此時穿洞容易導致病情加重，甚至出現更嚴重的後果。應該在炎症得到控制或皮膚病治癒後再穿耳洞。

・ 皮膚過敏

　　皮膚過敏或破口後易留下疤痕的疤痕體質者不宜穿耳洞，否則容易引起局部纖維組織增生，反倒有礙形象。

健康小提醒

穿耳洞時要注意衛生條件，不要隨便進行，應在消毒滅菌後進行。尤其注意手術器械的潔淨，否則會引起感染發炎，誘發其他病症。

10 孕婦不要隨便使用祛斑產品

女性懷孕後，全身各個系統都會發生變化，皮膚也不例外，可能在面頰、乳頭、乳暈、肚臍周圍、下腹部正中線及外陰等處，出現色素沉澱的狀況，面部常見呈蝶形分布的褐色斑。這可能與懷孕後體內黑色細胞刺激素增加有關；也可能是因為懷孕後，體內雌激素、孕激素增加，刺激了黑色素細胞。另外，也與個人的體質有關，並不是每個懷孕女性都會有這個狀況。

只要注意減少強烈的陽光照射，確保充足睡眠，多吃富含優質蛋白質、維生素 B1、維生素 C 的食品，就可以有效控制色素加深。

不要隨意使用激素類藥物和含激素的化妝品。含有皮質類固醇激素的外用藥品種類繁多，又屬於非處方用藥，可以自行購買，所以誤用濫用的現象比較嚴重。激素具有非特異性抗炎作用，早期還可抑制黑色素細胞分泌，因此初期塗抹時有一定效果，但停用後色斑會再次復發。

> **健康小提醒**
>
> 激素的蓄積，對於孕婦健康及胎兒發育不利。

11 不要用手擠壓青春痘

青春痘即醫學上稱的粉刺、痤瘡，在青春期經常發

生。

　　有些人前胸和後背均可發現青春痘的痕跡，這是由於前胸和後背以及面部都是皮脂腺比較多的部位，當皮脂分泌旺盛、髒東西又堵塞了毛囊出口，且又有痤瘡丙酸桿菌大量繁殖時，就會出現青春痘。

　　青春痘是一種複雜的疾病，跟其他疾病一樣，治療的效果因人而異，不過多數病人都能完全治癒。少數病人只能控制部分病情，但若採取正規的治療，大部分都能夠減輕它的嚴重度及疤痕的產生。反之，若不治療，則可能留下永久性的疤痕，因而影響美觀。

　　雖然皮膚科醫生會幫你擠出開放性及封閉性的粉刺，但會鄭重警告你不要自行擠出這些病灶，這一點非常重要。因為毛囊壁的壁細胞可以防止毛囊的物質流到皮膚內而造成發炎，如果你自己用不恰當的方法，比如用擠壓的方式來取出這些病灶，被擠壓後皮膚便會出現小孔，造成細菌的入侵和繁殖，這些天然的屏障就會被破壞，引起更嚴重的發炎，留下更多的疤痕。同時，我們的手上有許多細菌，容易引起感染化膿，嚴重的甚至會造成敗血症。因此，青春痘忌用手擠壓。

　　想要預防青春痘，飲食宜清淡，甜膩、油炸及刺激性食物如酒、辣椒、蔥、蒜等不宜多吃，應當多吃富

健康小提醒

長青春痘期間要避免使用面膜，即便是保濕面膜也不適合。因為保濕面膜含有一定的油分，油分會加重青春痘患者肌膚的負擔。保持日常生活有規律，按時休息，使皮膚的新陳代謝正常，才是預防青春痘的根本方法。

含纖維素的食物。多喝水，保持大便通暢。日常生活中要勤洗臉，這樣就可以減少毛孔被灰塵堵塞的情況。

12 成人不要使用嬰兒護膚品

因為擔心化妝品的不良反應，很多成年人喜歡使用嬰兒護膚品，覺得嬰兒用的產品溫和，對皮膚沒有刺激，比較安全，而且會讓自己的皮膚像嬰兒那樣細膩嬌嫩。特別是年輕女性，總覺得使用了嬰兒香皂、嬰兒護膚油、嬰兒潤膚乳等產品，就能使肌膚回到嬰幼兒時期那般嬌嫩。事實上，成年人皮膚的代謝狀況和嬰兒皮膚有很大的不同，嬰兒護膚品並不適合成年人。

人的肌膚隨著年齡不同，有不同的狀況，對護膚品的需求也不同。成年人的肌膚代謝狀況和嬰兒肌膚差異很大，嬰兒皮膚白嫩、水分多，只要做到滋潤、保濕就可以了。因而嬰兒護膚品比較溫和、無刺激，功效也很單一。所以嬰兒護膚品對成年人幾乎毫無營養護理的功能。其次，嬰兒香皂的去汙力也無法達到成人肌膚的清潔需要。此外，成年人的皮膚需要修復、鎖水、抗皺、美白等多種功能，這些都是嬰兒護膚品難以做到的。成年人的皮膚會隨著年齡的增長、精神緊張和環境汙染等因素，自由基越來越多，皮膚會起皺紋、色斑、鬆弛、膚色晦暗，而嬰兒護膚品中常缺乏抑制自由基的成分，無法抑制皮膚的粗糙或衰老。最後，成人使用嬰兒護膚品也不容易吸收，因為

嬰兒皮膚薄且柔嫩，水分充足，很容易吸收護膚品中的營養物質，而成年人皮膚水分缺乏，要吸收嬰兒護膚品中的營養成分就相對困難了。

> **健康小提醒**
>
> 成人化妝品的選擇並非一成不變，要根據自己的皮膚特點、年齡、季節和環境的變化以及個人護膚的重點來選擇護膚品。

13 指甲彩繪有礙健康

指甲彩繪過程中所用的去光水，大都是有機溶劑，在除色之餘，往往也同時溶解掉指甲上的脂質，經常使用可能會傷害指甲本身及周圍皮膚，造成指甲角質缺水、乾燥，進而變得脆弱易斷。黏附在原指甲上的裝飾或貼片，常常會造成指甲缺氧或皮膚過敏，某些刺激成分還會造成周圍皮膚出現發癢，甚至脫皮、乾裂等症狀，在使用上應慎選並小心使用。

也有一些女性指甲比較小，擦指甲油不好看，做指甲彩繪也無法滿足自己，於是選擇做水晶指甲，也就是利用琺瑯粉加上有機液體凝固後，附著於原指甲上，形成持久性較佳的指甲。但是水晶指甲因為與指縫皮膚接觸較緊密，往往易刺激皮膚過敏，且覆蓋在原指甲上的膜片也可能由於接觸時間

> **健康小提醒**
>
> 指甲美麗也要兼顧健康！在指甲彩繪前，最好先塗抹護手霜與護甲霜靜待約一小時後再進行，以求將傷害降至最低。

久，使指甲受到更多傷害，加上卸甲時通常要使用較強的
去光水，建議不要經常使用。

14 高跟鞋要穿得健康

　　高跟鞋看起來時髦、漂亮，卻不符合人體工學。它升
高了人體重心，導致在站立和走動時都容易形成重心超出
鞋底面積而跌倒。

　　鞋跟的高度應符合一定的生理要求，成年人鞋跟一般
以二至三釐米為宜。適當的鞋跟使腳跟微微抬起，全身分
布在腳上的重量就會均衡，從而使骨骼、脊椎保持正常的
生理狀態，並使肌肉、韌帶能夠正常工作。若鞋跟過高，
會使小腿肌肉、韌帶處於緊張收縮狀態，膝關節僵硬，容
易扭傷腳腕。年輕
女性長期穿高跟
鞋，會影響受孕、
分娩，到了中老年
時還易引起頑固性
腰腿疼痛。

> **健康小提醒**
>
> 提醒愛美的女性：一旦穿上不合適的鞋子，
> 會引起足趾畸形和足部發炎等病症。穿
> 高跟鞋尤其要注意走路平衡，不宜進行爬
> 山、跑步等劇烈運動。

15 千萬不要借藥豐胸

　　一些愛美心切的女性，常常為自己的乳房偏小、不豐

滿、不高聳而煩惱，於是「借藥豐胸」也應運而生。所謂豐乳之「藥」，實際上是雌激素如乙烯雌酚等。濫用雌激素，潛藏著許多隱患，有時還會釀成嚴重後果，甚至危及生命。特別是患有乳腺增生者，單純地補充雌激素、孕激素等性激素，甚至注射含激素的所謂豐乳液，非常容易誘發乳腺病、子宮肌瘤等症，甚至導致癌症。

在一般情況下，凡是月經正常的婦女，體內並不缺乏雌激素，所以不需要額外補充，如果為了豐乳而大量使用雌激素，會抑制自身體內雌激素的分泌，結果弄巧成拙，反而抑制了乳房的發育。常用乙烯雌酚會引起以下症狀：子宮內膜因過度增生而出血，導致月經量增多；損害肝、腎臟；誘發哮喘；促使膽汁中膽固醇飽和、沉澱形成膽結石；誘發乳腺癌、子宮內膜癌、胰腺炎等疾病，如果懷孕期間服用，可造成胎兒畸形。

市面上的豐胸健美霜，大多含有雌激素特別是乙烯雌酚，將它塗抹在乳房上，確實能使乳房增大，但效果並不持久，停藥後乳房就會恢復原樣，同時還會引起色素沉澱、黑斑、月經不調等不良反應。因此，除了少數確實是乳房發育不良或患有某些疾病者需要去醫院診治外，一般女性只要平時多吃動物蛋白和適量脂肪，並且持續運動，多能促使乳

健康小提醒

想要胸部發育得更好，可以適當增加營養，保持良好的挺胸抬頭姿勢，多做擴胸運動，使胸部肌肉發達，或使用紅外線乳墊，促進胸部纖維再生。注意調整睡眠姿勢，以免一側乳房經常被自身體重壓迫，造成兩側乳房不對稱。選用透氣性佳、質地柔軟的胸罩。經常按摩乳房，不僅可以有效促進乳房的血液循環，還可以糾正乳房的大小不均。

房發育豐滿。如果因遺傳、體型等原因，不能達到理想的「高」度，可以借助胸罩的功能，同樣能增加女性的曲線美。

16 常穿丁字褲損害健康

丁字褲又稱 T 型褲，目前較流行的是採用純棉透氣材料或超細纖維等科技材質，搭配隱藏式車邊設計的素面丁字褲。

在這裡要特別提醒大家，丁字褲若穿著不當，它的「美麗」很可能帶給你更大的病痛。

丁字褲接觸的皮膚非常嬌嫩，長時間與褲子邊緣摩擦，很容易引起局部皮膚充血、紅腫、破損、潰瘍、感染，產生癢痛等不適感。為了有貼身效果，許多丁字褲是由透氣性較差的化纖材料製成，除了引發皮膚過敏，還會引發陰道炎、外陰炎等病，且容易復發。

年輕女性最好不要長期穿丁字褲，如果白天穿，晚上回家後應換上棉質寬鬆的內褲，讓局部得到休息。非要穿時，盡量做到每天更換丁字褲，減少陰部發炎的機會。

健康小提醒

如果局部有病症或正值經期、排卵期，都要避免穿著丁字褲。

17 少穿尖頭鞋

　　尖頭鞋有延伸腿部比例的視覺作用，使腿部看起來顯得修長一些。但是骨科醫生指出，經常穿尖頭鞋容易引起腳趾畸形和甲溝炎。

　　一方面，尖頭鞋裡狹小的空間難以容納五個腳趾，長此以往就會造成腳趾互相擠壓，甚至引起腳趾變形、重疊等，最後導致腳趾關節攣縮和壓迫局部皮膚，形成錘狀腳趾；腳趾變形重疊如果得不到控制，會使腳趾位移，第二腳趾疊在大拇腳趾上，形成腳趾畸形。

　　另一方面，由於尖頭鞋的頭部過於尖銳，前半段基本上只是作為裝飾，腳部無法伸到鞋頭部分，所以穿起來絕不舒適。如果腳趾長期受到壓迫，趾甲的側緣會被壓彎，容易進入旁邊的軟組織內，引起感染，形成甲溝炎。

> **健康小提醒**
>
> 穿尖頭鞋要看腳型，腳部太寬太厚的人不適合穿。扁平足患者不宜穿尖頭鞋，否則會增加新的足病，可能引起拇趾外翻、足趾畸形等病。穿方頭鞋是預防拇趾外翻的最佳選擇。

18 不要隨便做整型手術

　　美容整型手術與一般醫療手術不同，醫療手術是治病救人，美容手術則是錦上添花。不論是哪一種，只要是手

術都有一定的風險，一旦手術出了問題，或者消毒不徹底發生感染，都會造成不良後果。

所以，整型手術不是想做就做的。想要整型時，要進行全面考慮，權衡利弊，不要只想到成功，也要想到失敗，不僅要想到手術後暫時會使你的容貌變得美麗，還要想到十幾年甚至幾十年後，你的手術結果會怎麼樣，你的臉上、身上的手術會變成什麼模樣，到那時也許會令你後悔莫及的。

> **健康小提醒**
>
> 有以下情況者，不適合接受整型手術：一、求治的動機模糊，對手術要求不明確；二、要求過高，希望百分之百改善及徹底根治；三、過分看重整型手術的功效，完全以明星照片為標準；四、手術不是出於本人的需要，而是為了使別人高興；五、因為某種情緒上的原因，如生活中的挫折而突然決定進行整型手術；六、有多次美容整型手術史，對先前整型效果不滿意者；七、有精神病病史者。

19 用「胎盤素」養顏要三思而後行

胎盤素近年來可謂備受青睞，許多人迷信胎盤素有養顏的作用，有些人甚至天真地認為，口服或外用胎盤素，其營養成分能使皮膚光潔細嫩。

但是，專家表示，胎盤素並沒有抗衰老的作用。這是因為美容保健品中添加的胎盤素很有限，其作用當然也就微乎其微。雖然口服或外用胎盤素，可以使肌膚看起來細膩、光滑、有彈性，但這只是暫時的效果。一旦停用，肌膚仍會恢復原來的狀態。如果長期使用，肌膚的吸收效果也會減弱，不像開始使用時效果那麼好。口服的胎盤素

服用一段時間後，效果也是如此。長時間外用或口服胎盤素，還可能造成心理上的依賴。

雖然在中醫藥書裡往往描述胎盤（又名紫河車）具有多種神奇的功效，但是就目前所知，口服或注射胎盤素對人體的作用並不明確，因此往往被歸在另類治療中。所以，不應對胎盤素之類的美容保健品心存幻想，以為藉助這些美容保健品就可以青春永駐。專家提醒，目前的胎盤素使用存在以下問題：

(1)從胎盤中提取的物質經高溫消毒後，所含的激素有可能遭到破壞，效果令人存疑。

(2)外來的胎盤蛋白質經皮膚注射能否被人體吸收，尚不得而知。

(3)即使胎盤素真的有效，但如果貿然使用，會干擾人體激素的正常工作，久而久之會讓體內的激素怠工，造成功能失調。

因此，若想使用胎盤素，一定要三思而後行。

> **健康小提醒**
>
> 許多胎盤來源不明，如果是牛羊的胎盤，其中含有與人體不同的異種蛋白，會引起排斥反應。

20 不做紙片人

減肥已經蔚為全民運動，年輕女性更是趨之若鶩，甚至連月經來潮時也不鬆懈。然而，月經不調會導致荷爾蒙失調，反而容易造成肥胖，可謂得不償失，想要瘦身者要

注意。

　　有的女性為了達到苗條、骨感的目的，拚命限制自己的飲食，將許多營養豐富的高蛋白食品都當作敵人，擔心吃了之後會讓體重增加，每天只吃極少量的主食和蔬菜。於是有的人出現神經性厭食，有的人營養不良，造成身體衰弱，有的人出現月經不調，甚至閉經。

　　不正確的減肥方式，日後很可能帶來更為嚴重的疾病威脅與死亡。由於營養素缺乏，這種人很容易生病。假如過於缺乏礦物質及維生素，很容易會因感染而死亡。

健康小提醒

提醒大家建立正確的審美觀，應該努力追求健康美，盡量做到少吃多餐，逐漸糾正吃得太少或拒食的行為。

21 紋身貼紙一點也不酷

　　紋身貼紙如果使用不當，極易引起皮膚病變，危害健康！

　　美麗的紋身貼紙所用的顏料成分複雜，有的色彩在熾熱陽光的作用下，容易導致「過敏性皮炎」和日光曬傷。

　　有些紋身貼紙的染料含有毒性，如朱砂（汞），黃色染料中則多含鎘。這些色素染料對皮膚的接觸刺激，會衍生出毒性和一系列的過敏反應，出現諸如斑點、紅腫、瘙癢甚至糜爛等症狀。此外，紋身貼紙能像聚光鏡一樣吸收紫外線，從而灼傷皮膚。貼紙圖案的色彩越鮮豔，越會令局部皮膚吸收更多的紫外線輻射，灼傷也更嚴重。一些劣

質貼紙所含的重金屬成分，還會對人體的腎、肝功能造成影響。

22 千萬別亂洗腸

我們的大腸裡聚集了不少毒素，有些皮膚病例如皮膚粗糙灰暗和痤瘡均與此有關。雖然洗腸能洗去腸子中的毒素，也可以減緩皮膚上的問題，但是人的腸子裡不僅有毒素和害菌，也有益菌存在，如果採取「洗腸」的方法，勢必良莠不分，在清除害菌和毒素時，將益菌也趕跑了，造成腸道內菌群失調，引起消化不良、病菌乘機作亂，最後導致生病。

一般情況下，如果宿便嚴重，影響了身體和皮膚健康，那麼偶爾洗腸也許確實是必要的，但是並不適合當成一種美容保健方式來推廣。並且，洗腸也並非人人適宜，患有炎性腸病、急性憩室炎、腸道腫瘤、嚴重痔瘡、嚴重心臟疾患、腎功能不全的病人以及孕婦洗腸會有風險。

23 不可一味迷信明星美容之道

很多明星熱衷於出書介紹自己的美容經驗,並且大為暢銷。然而許多皮膚科醫生為此感到憂慮,因為那些所謂的「秘方」,很有可能引發皮膚問題。

其實,每個人的體質和皮膚特徵不同,明星美容的秘訣並非真理,只是自己的美容之道,並非適合每個人。例如妮可基嫚、李玟等明星都提倡多喝水的潤膚秘方,但是醫生指出,像妮可基嫚那樣每天喝太多水會適得其反,造成頭暈、眼花、口渴的「水中毒」症狀。

明星的美容經驗並非不能借鑒,不過,事先瞭解自己最重要。皮膚狀況與個人生活習慣密切相關,抽菸、營養、熬夜、生活狀態、健康問題等因素對皮膚都有很大的影響。日常生活與明星鎂光燈下的生活大不相同,普通人只要在瞭解皮膚的基礎上,做好皮膚養護就夠了,千萬不要將明星的美當成唯一的標準。

> **健康小提醒**
>
> 一些皮膚疾病例如色斑、酒糟皮膚很難藉由日常保養解決問題,而毛孔粗大、皺紋或黑眼圈則需要時間慢慢改善。任何秘方都不可能創造護膚神話,愛美的女性絕對不要胡亂尋找偏方,折騰自己的臉。

24 養顏別靠中成藥

目前市面上有不少宣稱「純中藥,無副作用」的排毒

養顏保健品，但是，中成藥養顏真的有效嗎？

　　事實上並非如此。這些所謂「排毒、美容、養顏」的中成藥產品大都沒有註明不良反應，有些甚至連安全使用的劑量都避而不談，如果消費者盲目服用，可能產生不良後果。尤其是養顏類藥品如果含有大黃、芒硝等，更不可隨意買來保健美容。大黃性味苦寒，久服後，很容易損傷脾胃，還可引發黑腸病、腎結石、膀胱結石等病症。

　　國外對大黃的使用要求很嚴格，德國聯邦藥物和醫療用品研究所規定，含大黃屬（大黃根）等植物藥的生藥、生藥配製品及提取物，只能短期用於便秘，不能用來助消化、淨血、減輕體重等，連續服用不得超過一至兩星期。

健康小提醒

「是藥三分毒」，對中成藥養顏的說法不可盲目迷信，更不能像食品一樣長期服用。

6

不可不知的居家衛生

1 蓋被子的方式影響睡眠品質

舒適的被窩是勞累一天之後最嚮往的地方，卻很少人知道，被窩的環境不僅影響睡眠品質，還會影響人體的舒適度和健康狀況。

寢室的溫度、濕度、光照等都會對睡眠產生影響。一般而言，睡覺時室內溫度在 20 ～ 23℃ 最為適宜。不到 20℃，人會因冷而蜷曲身軀並裹緊被子，超過 23℃ 就會踢被子。

能否迅速入睡與被窩溫度也有非常密切的關係。據研究，被窩溫度在 32 ～ 34℃ 時最容易入睡。被窩溫度低，需要長時間用體溫焐熱，不僅耗費人體的熱能，而且體表經過一段時間的寒冷刺激後，會使大腦皮層興奮，延後入睡時間，或是造成淺眠。

被窩內相對濕度保持在 50％ ～ 60％ 最好。被子厚薄要適中，一般以三公斤為宜。被子過輕，達不到隔熱、保暖的效果；被子過重，會使肺活量降低，醒後易疲勞，並且容易著涼。

建議蓋大一些的被子，睡覺時被子不要裹成筒狀，讓被子與身體之間保留一定的空間。另外，單層被子太薄不保暖，太厚不舒服，如果蓋兩層純棉薄被，保暖效果和舒適程度最好。

健康小提醒

睡眠時，人體會排汗並且散發一些異味，因此被褥要經常在陽光下晾曬，平時則要經常攤開通風。

2 床罩顏色影響健康

人的一生約有三分之一的時間是在床上度過的，床上墊的、鋪的、枕的、蓋的，與健康關係密切。其中，床罩的顏色影響我們的心理與睡眠的品質，對於人體健康有著重要的影響：

(1)棕色家具可搭配淡紅色等暖色調的床罩，米黃色牆面應該搭配淺棕色有花紋圖案的床罩。這樣除了美觀之外，還能產生活潑的感覺。

(2)空間較大的臥室選用淺咖啡色大花型圖案的床罩，可以避免過於空曠之感。

(3)老年人的房間使用淺橘黃色的床罩，能讓人精神振奮，心情愉快。

(4)情緒不穩、容易急躁的人，宜用嫩綠色床罩，使精神鬆弛，舒緩緊張情緒。

(5)如果患有高血壓或心臟病，最好使用淡藍色的床罩，以利於血壓下降、心脈恢復正常。

健康小提醒

春夏兩季，氣溫相對較高，床罩應選擇清新淡雅的冷色以及較薄的布料；秋冬兩季氣溫下降，天氣寒冷，床罩應偏向暖色以及較厚的布料。

3 床墊每半年要翻一次

不少人都喜歡睡席夢思床墊，因為它柔軟舒適，但過

了幾年卻發現越睡越累，往往一覺醒來腰痠背痛，全身不舒服。一檢查床墊才發現，上面已經被睡出了「洞」，所以一般都會選擇更換新的床墊。

其實，一張品質優良的床墊如果使用得當、保養得法，就可以延長使用年限。根據彈簧床墊的特性，新床墊在使用的第一年，可以每兩、三個月調換一下正反面或擺放方向，使各部位受力均勻，以維持床墊彈性的均衡，避免局部彈性缺乏，之後約每半年翻轉一次即可。

使用床墊時，應套上床單，定期用吸塵器清理床墊，以保持清潔，並適時晾曬，保持乾爽，以延長床墊使用年限。

> **健康小提醒**
>
> 選擇床墊時，可以購買附有外罩的，這種外罩一般都有拉鍊，方便拆卸清洗。也可以在床墊和床單之間加一層保潔墊，既可防止潮氣進入床墊，保持清潔乾燥，又易於清洗。

4 床鋪應該如何擺放

想要擁有良好的睡眠品質，除了舒適度以外，床鋪的擺放也要考慮。

・不宜東西朝向

地球磁場大致為南北向，對鐵、鈷、鎳等金屬具有很強的吸引力。人體血液含有大量的鐵，睡眠時東西向會改變血液在體內的分布，特別是大腦血液的分布，從而引起失眠或噩夢，影響睡眠品質。

・ 不宜靠近家電

家電運轉時會產生電磁波、輻射，對人體健康有不良影響。如果空調靠近床頭，產生的氣流也會影響睡眠品質。

・ 不宜靠近窗戶

床鋪擺放在窗下會增加睡眠者的不安全感，如遇大風、雷雨等天氣，不安全感更為強烈。

・ 不宜靠在牆角

靠牆角放置不但上下不便，而且空氣不易流通，被褥容易受潮，夏季使人感到悶熱。最好是床頭靠牆，兩側保留活動通道，上床下床、鋪床疊被都很方便，被褥吸收的濕氣也容易散發。

・ 四周不宜擺放鏡子

剛從睡夢中醒來都會有短時間的迷糊，若在光線較暗時突然看到鏡中自己或別人的影子，容易受到驚嚇。

・ 床面不宜太低

大部分的細菌病毒都聚集在離地面三、四十公分的空氣下層。人體在睡眠時的抵抗力比清醒時稍低，床面低於五十公分，就容易致病。

健康小提醒

除了床鋪和床頭櫃之外，臥室裡最好不要再放其他家具，潔淨、寬敞的感覺有助於入睡。反之，堆滿雜物、空間狹小，會產生閉塞鬱悶之感，不利於睡眠。

5　房間顏色不宜超過三種

　　房間顏色的搭配大有學問，協調的配色不僅能讓家裡感覺浪漫溫馨，更讓居住其中的人心情愉悅。

　　此外，顏色的使用也會對健康產生影響。一個房間內的顏色不宜超過三種，因為顏色過多會對視覺神經造成刺激，長久下來，會逐漸感到不舒服。不恰當的顏色會影響情緒，容易引起興奮、失眠等。

> **健康小提醒**
>
> 要配合空間的功能挑選色彩——客廳要開放熱情，臥室要寧靜安逸，兒童房要活潑明快，書房要典雅平和。

6　窗簾應該這樣掛

　　在炎熱的夏日裡，開冷氣雖然能夠消暑，清涼的代價卻是高昂的電費。事實上，只要選用合適的窗簾，就可阻擋強烈的陽光、保留舒服的自然光線，減少冷氣電費的支出。

東邊窗戶：垂直簾

　　隨著太陽升起，東邊的窗戶聚集大量光線，熱能迅速擴散，溫度由夜間的涼爽轉為白天的炎熱。因此，選擇具有柔和質感的垂直簾，每天早上的第一道陽光就能藉由淡雅的色調穿透進來，讓清晨醒來的你擁有溫暖而明亮的美好感受。

南邊窗戶：遮光簾

南邊的窗戶一年四季都有充足的光線，可採用遮光簾。白天的時候，拉開上面的簾，能透光，賞景色；晚上，關起下面的簾，強遮光性和強隱密性讓人可以享受夜晚的寧靜。

西邊窗戶：百葉簾、風琴簾、百褶簾、木簾

夕陽西下雖然很美，但是西曬容易導致家具變色、龜裂。因此，西邊的窗戶應經常關閉或予以遮擋，盡量選用能擴散光源和阻隔紫外線的窗簾，以保護家具。

北邊窗戶：布質垂直簾、較薄的透光風琴簾、捲簾

如果光線從北面進入，家裡會顯得十分明亮，是最具情調的自然光源之一。所以選擇窗簾一定要以耐用、不易褪色的材料為主。北邊窗戶最好選擇高透明度的窗簾，忌用質地厚重的深色窗簾。

> **健康小提醒**
>
> 很多人會根據自己的品味和喜好選購窗簾，整個家都使用相同的材質。其實這樣並不好，一定要根據窗戶的不同朝向來選擇適合的窗簾。

7 小心窗簾裡的甲醛

大家都知道甲醛來自於家裡裝潢使用的人造板、複合

式地板或家具，卻很難將窗簾與造成室內環境汙染的甲醛聯想在一起。事實上，每一種紡織品只要經過印染，都含有甲醛，只是含量和揮發性不同而已——含量高的，揮發性就比較強。這是因為在紡織生產的過程中，為了改善抗皺性、加強防水性、耐壓性以及提高色牢度等等，在織物中常加入人造樹脂等常用助劑。而在紡織品印染和後整理過程中，還要加入各種染料、助劑，其所含的樹脂中就有甲醛，這些殘留的樹脂會釋放甲醛。當窗簾長時間暴露在空氣中並且不斷受到強光照射時，就會釋放出甲醛。甲醛不但使人皮膚過敏，還會損害呼吸系統，長期下來還可能傷害肝臟，引發癌症。

因此，購買窗簾時要特別注意以下三個重點：

聞異味

如果產品散發出刺鼻的異味，就可能有甲醛殘留，最好不要購買。

挑花色

挑選顏色以淺色為宜，甲醛、染色牢度超過標準的風險較小。

看品種

選購經防縮、抗皺、柔軟等整理的窗簾時，要格外

健康小提醒

買回來的窗簾應先在清水中充分浸泡、清洗，以減少上面殘留的甲醛含量。清洗完畢，最好在室外通風處晾曬後再使用。如果房間窗戶較多，可以選擇不同材料的窗簾，例如百葉簾、捲簾等等。

謹慎。最好先看一看品質保證書，從中查驗甲醛等汙染物的含量比例以及對人體的傷害程度。

8 臥室裡不要放電器

為了讓生活更加舒適，我們的臥室裡放了越來越多的電器。然而，這些電器卻成為健康的隱形殺手。

科技的進步帶來生活上的便利，也帶來越來越多的電磁波。在家電產品中，電磁輻射危害較大的有電視機、電腦、組合音響、手機、電熱毯、電動刮鬍刀、電子鬧鐘等。電磁輻射不僅會引起心悸、失眠、心動過緩等症狀，長期處於高輻射環境中，會使血液、淋巴液和細胞原生質發生改變，影響人體循環、免疫、生殖和代謝功能，嚴重時還會引發癌症；對兒童而言，甚至會損害智力、導致白血病。

臥室是休息的場所，睡眠時生理機能減緩，人體抵抗力下降，此時如果處於電磁輻射之下，就會對健康造成嚴重的危害。

健康小提醒

臥室裡盡量不要放電器，即使要放，也要盡量距離床鋪一公尺以上。睡覺時不要把電子鬧鐘、手機等放在枕邊，如果要放，至少要距離頭部一公尺半。

9 這些花不宜放在臥室

很多人都喜歡用植物、花卉裝點居家空間，除了美化

環境，淨化空氣，還能增添生活情趣。但是，有一些花會對人產生負面影響，應該特別注意。此外，以下花卉絕對不要放在臥室裡。

・ 月季花

月季花所散發的香味，有些人聞後會突然感到胸悶不適、呼吸困難。

・ 蘭花

蘭花所散發的香味，久聞會令人過度興奮而引起失眠。

・ 紫荊花

紫荊花的花粉如與人接觸過久，會誘發哮喘或使咳嗽症狀加劇。

・ 含羞草

它含有使毛髮脫落的成分。

・ 夜來香

夜間散發的刺激嗅覺的微粒，會使高血壓和心臟病患者感到頭暈，甚至加重病情。

・ 鬱金香

鬱金香的花朵含有使毛髮脫落的成分。

- **夾竹桃**

　　夾竹桃的花朵散發出來的氣味，聞之過久會使人昏昏欲睡，智力降低。其分泌出來的乳白液體，如果接觸過久也會中毒。

- **松柏類的花木**

　　松柏類的花木所散發出來的芳香味對人體的腸胃有刺激作用，聞之過久不僅會影響食慾，也會使孕婦感到心煩意亂，噁心欲吐，頭暈目眩。

- **洋繡球花**

　　洋繡球花所散發出來的微粒，會使一些人皮膚過敏。

- **曇花**

　　曇花開花時，如果香氣的濃度過高，容易使人產生頭暈、噁心等不良反應。

- **杜鵑花**

　　各種顏色的杜鵑花都含有不同的毒素，接觸後可能會發生嘔吐、呼吸困難、四肢麻痺等症狀。

- **百合花**

　　百合花所散發出來的香味如聞之過久，會使中樞神經過度興奮而引起失眠。

- ## 聖誕紅

是一種毒性很強的花卉，特別是莖葉裡的白色汁液能引起人體皮膚紅腫，產生過敏反應；如果誤食其莖葉，還會有中毒死亡的危險。

> **健康小提醒**
>
> 大多數植物在白天進行光合作用，吸收二氧化碳，釋放新鮮氧氣；在夜間進行呼吸作用，吸收氧氣，放出二氧化碳。因此，臥室內不宜擺放過多植物。

10 曬被子的時間並非越長越好

將被子拿到陽光下曬一曬，不僅能消滅裡頭的有害微生物，還可以使其舒展蓬鬆。多數人習慣在曬完被子後，反覆拍打以去除灰塵、使被子更加蓬鬆，其實這樣的做法並不好。

棉被的纖維粗短易碎，用力拍打會使其斷裂變成粉塵；合成棉被的合成纖維細而長，容易變形，一經拍打，纖維會緊縮成塊；羽絨被拍打後，羽絨會斷裂成細小的「羽塵」，使其蓬鬆度下降，保暖性變差。另外，被子經拍打後，表面的灰塵及蟎蟲的排泄物會飛揚起來，易引起過敏反應。記住：曬好的被子只要用軟毛刷輕輕刷過一遍，去掉浮塵就可以了。

晾曬棉被最好的時間是上午十一點到下午兩點，此時陽光最充足，只要稍微曬一下，棉被的纖維就會恢復蓬

鬆。羽絨被和羊毛被不要在太陽下曝曬，在陽台等通風處晾一個小時就可以了。

陽光中的紫外線在殺死病菌的同時，也會對纖維的纖維素產生氧化作用，棉纖維經長時間氧化，保暖性會下降，因此，曬被子的時間並不是越長越好。

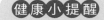

健康小提醒

以化學纖維為被面的棉被，一樣不宜在陽光下曝曬，以防溫度過高損壞化學纖維。晾曬時，可在上面覆蓋一層薄布保護。

11 飲水機務必定期清洗

飲水機內的冷熱水膽只要三個月不洗就會大量繁殖細菌、病毒，沉澱殘渣、重金屬，嚴重危害人體健康。所以，飲水機一定要定期清洗，平均三個月清洗一次。清洗飲水機除了請專業人員來操作外，還可採用以下簡單的方法。

・ 去汙泡騰片清洗法

去汙泡騰片這種含氯的藥片經水分解後，可以有效殺滅大腸桿菌、金黃色葡萄球菌、白色念珠菌等病菌。

清洗方法：先打開飲水機後面的排汙管，並打開所有開關以排空所有的剩水。將一片去汙泡騰片溶解在兩升左右的清水裡製成消毒液，可以用一小部分消毒液擦洗飲水機的各部位，其餘的灌入膽內，經過十五至二十分鐘後，再打開飲水機的開關和排汙管，排盡消毒液，用七到八升的清水多次沖洗內膽就可以了。

· **檸檬清洗法**

還有另一個比較簡單便宜的方法：用檸檬來清洗。

清洗方法：準備一個新鮮的檸檬，切開後擠出檸檬水，以一比十的比例調勻，倒入飲水機水槽內，浸泡半個小時。檸檬具殺菌作用，還能中和部分水垢。此外，用檸檬清洗之後，飲水機裡的水不會像用消毒水清洗之後帶有怪味，而是清新的檸檬香。

> **健康小提醒**
>
> 飲水機一定要定期徹底清洗、消毒，否則就會「多喝水有事」了。

12 不適合使用電熱毯的人

電熱毯確實使用方便、可以調節溫度，然而，以下這些人不適合使用電熱毯。

嬰幼兒

嬰幼兒的體溫調節能力較差，使用電熱毯會因失水過多而導致脫水等症狀。而且嬰幼兒組織器官比較脆弱，使用電熱毯時所產生的電磁波會阻礙生長發育。

孕婦

電熱毯由布料和電阻絲製作而成，通電後會產生電磁

場，影響胎兒細胞的正常分裂，嚴重者可導致流產或胎兒畸形。懷孕初期的婦女更是不可使用電熱毯。

育齡男子

由於電熱毯會產生高溫，這種高溫會影響育齡男子睪丸產生精子的能力，進而影響生育。

出血性疾病患者

燒傷、燙傷等患者使用電熱毯後容易加速體內血液循環，導致出血加劇。

有炎症及過敏性體質者

患有口腔炎、慢性咽喉炎、口腔潰瘍以及皮膚瘙癢、皮疹等疾病者，不宜使用，以免病情加重。

呼吸道疾病患者

哮喘、感冒等呼吸道疾病患者使用電熱毯後會引起咽喉乾痛，甚至是咳血等更嚴重的後果。

心腦血管疾病患者

患有高脂血症、糖尿病、高血壓、動脈硬化、冠心病和腦血栓等疾病者應注意，由於

健康小提醒

電熱毯通電時間不宜過長，最好是睡前一小時左右加熱，入睡時關掉電源。電熱毯不要與人體直接接觸，最好在上面鋪一層毛毯或床單。千萬不要折疊使用，否則易燒壞電熱線的絕緣面，造成漏電。經常使用電熱毯的人，早晚應適量增加飲水量。

電熱毯是機械性升溫，可破壞人體的平衡機制，促使血壓升高，易使心肌梗塞和腦溢血發作。

13 小心廁所成為家裡的汙染源

現在，很多家庭都注意到起居空間的通風，客廳、臥室，甚至廚房都考慮到了，然而狹小的廁所卻成了死角。這是排泄大小便和清潔洗浴的地方，很容易產生汙染。我們的大小便排泄物、洗滌的髒水、清潔消毒的化學品、熱水器的氣體燃燒，往往使廁所的空氣更容易汙濁，成為家裡的一個汙染源。

廁所的環境密閉、濕度高、空間小，是致病細菌、黴菌、蟎蟲等有害生物喜好的環境，容易導致大量室內致病源和過敏源，使得廁所成為最容易讓人生病的地方。廁所的臭氣、異味是由硫化氫、甲硫醇、中性硫二醇、乙胺等有害物質組成的氣體，是構成家庭汙染的隱形殺手，是健康的大敵。時間久了，易導致頭痛、眩暈、困倦、乏力、精神萎靡、記憶力下降、免疫功能降低等，並且引起神經衰弱等病症。

> **健康小提醒**
>
> 防止廁所汙染最重要的就是保持良好通風與排水，確保汙濁之氣和汙濁之水能夠迅速排除乾淨，而且不可讓下水道的臭氣返回室內。

14 沖水時不要忘記蓋上馬桶蓋

　　我們每天都要使用馬桶，稍不留意，它也可能成為疾病之源。

　　平時上完廁所沖水的時候，你是否總是習慣敞開馬桶蓋？根據紐約大學醫療中心臨床微生物學家指出，沖馬桶時一定要先蓋上蓋子，因為沖水時如果馬桶蓋打開，馬桶內的瞬間氣旋最高可將病菌或微生物帶到六公尺高的空中，並懸浮在空氣中長達數小時，然後落在廁所內的牆壁和物品上。因此牙刷、漱口杯、毛巾等，很容易受到細菌的汙染，並藉由這些物品進入口腔和呼吸道，引發疾病。

　　復旦大學公共衛生學院專門研究衛生微生物學的研究人員調查發現，百分之三十二的馬桶上都有痢疾桿菌，其中一種痢疾桿菌在馬桶座墊上存活的時間可長達十七天。

> **健康小提醒**
>
> 馬桶容易沾染尿漬、糞便等汙物，沖水後如果發現仍留有殘跡，一定要及時用馬桶刷清除乾淨，否則容易形成黃斑汙漬，也會滋生黴菌和細菌。其次，每隔一、兩天就應使用稀釋的消毒水擦拭馬桶座墊。

15 洗衣粉使用不當損害健康

　　市面上很多洗衣粉都添加了一些新的成分，具有更強的洗滌功能。然而動物實驗證明，長期接觸大劑量的洗衣

粉會導致肝臟和神經功能受損，並引發癌症。

　　人體的皮膚是弱酸性的，具有抑制細菌生長的作用。而洗衣粉是鹼性，當人的皮膚和它接觸時間一久，皮膚的弱酸環境就會遭到破壞，出現皮膚瘙癢的現象，某些過敏體質者還會出現皮炎等症狀。

> **健康小提醒**
>
> 購買洗衣粉要盡量選功能簡單、添加成分少、氣味淡的。從環保角度來説，最好選擇對水質汙染較小的無磷洗衣粉。

16 新買的衣服要先用鹽水洗

　　新衣服買回來後，往往有一股怪味，這是甲醛的氣味。因為衣服在生產加工時，都加入了甲醛，在高壓、高溫環境下，讓甲醛分子與棉纖維分子結合，可產生防皺效果。但是如果處理過程不夠嚴謹，或是處理後清洗不淨，就會造成甲醛殘留。研究顯示，甲醛除了引起咳嗽、過敏性鼻炎等疾病，還可能致癌。

　　食鹽能消毒、殺菌，為了安全起見，買回來的新衣服最好用鹽水浸泡、沖洗，這樣就能徹底清除遺留在布料上的甲醛，並且食鹽也有防棉布褪色的作用。

> **健康小提醒**
>
> 鹽水的濃度不須太高，兩匙鹽就夠了。經過鹽水處理的衣服應晾曬在通風處，且要避免陽光直曬。

17 衣櫃裡的衣物穿之前要先晾曬

　　放在衣櫃裡面的衣物，拿出來穿之前一定要先晾曬。這是因為衣物雖然在存放前都已清洗乾淨，但這些放在衣櫃裡的衣物會吸附大量的游離甲醛，拿出來穿時，就可能對人體造成傷害。甲醛是一種過敏源，會使人發生皮膚過敏、紅腫、發癢等症狀，嚴重者會連續咳嗽，繼而引發氣管炎和多種過敏症狀。

　　因此放在衣櫃裡的被子、毛毯，一定要充分晾曬後再用。衣物能夠漂洗的盡量漂洗以後再穿，不便於漂洗的要充分晾曬。

> **健康小提醒**
>
> 如果家裡有兒童、孕婦和年老體弱者更要注意，特別是放置在人造板衣櫃裡的衣物，應該加以包裝存放。

18 乾洗後的衣服不能馬上穿

　　為了方便，很多人都習慣將衣物拿到洗衣店乾洗。乾洗是利用清潔劑或溶劑，除掉衣服上的汙漬。

　　目前，乾洗用的最普通的溶劑是四氯乙烯，四氯乙烯是一種有毒的溶劑，使用四氯乙烯乾洗劑，可使衣服顏色鮮豔柔軟，洗淨力強。但若長期使用將對人體特別是從業人員造成肝功能損害，還可能致癌。皮膚吸收了四氯乙烯的氣體會引起頭暈眼花、噁心等症狀。

最好不要乾洗衣物，如果衣服一定需要乾洗的話，那麼取回乾洗的衣服後應立即將塑膠罩拿掉，並將衣服掛在通風的地方，等衣物上的乾洗溶劑揮發後再穿，千萬不要馬上就穿。

> **健康小提醒**
>
> 乾洗過的衣服如果殘留氣味，或者用手拍打時出現手印，則衣服上殘留的四氯乙烯有可能超過標準。

19 使用家電的六大禁忌

‧ 彩色電視機最忌磁場干擾

彩色電視機上面及附近不能放置磁性物體，更不要將收錄音機、音箱及其他帶有磁性的物體在螢幕前移動，否則顯像管會因磁場影響而被磁化，使色彩紊亂。

‧ 電冰箱不可放在客廳

很多人喜歡將冰箱放在客廳裡，這是非常不好的。冰箱運轉時，其周圍是高磁場所在地，尤其後側方或下方的散熱管線所釋放的磁場更高出前方幾十甚至幾百倍。

‧ 電風扇最忌碰撞扇葉

風葉變形會導致運轉不平衡，形成風量小，振動大，噪音高，從而縮短使用壽命。變形的扇葉千萬不能使用，要加以修理。

- ### ‧ 電鍋忌煮酸性或太鹹的食物

  因為電鍋內膽是鋁製品，用它煮太酸或太鹹的食品會使內膽受到侵蝕而易損壞。另外，煮飯、燉肉時應在一旁看著，以防水沸外溢流入電器內，損壞電器元件。

- ### ‧ 電熱毯最忌折疊

  因為電熱毯若經常折疊會使電阻絲折斷，發生短路或斷路。輕者電熱毯不發熱，重者降低其絕緣性能，甚至發生觸電事故。

- ### ‧ 熱水瓶最忌空燒

  熱水瓶若無水，會使電熱管發熱器溫度急劇上升而燒毀電熱管發熱器，甚至發生事故。

  > **健康小提醒**
  >
  > 電源插座切忌安裝在小孩碰觸得到的地方；電器進行檢修時，一定要切斷電源總開關。

20 臨街窗台要種植物

臨街居住的人，如果覺得吵鬧或者灰塵多，可在陽台或窗台上擺放一些闊葉植物，葉面錯落交疊的植物效果最佳，可使戶外嘈雜的聲音在傳入室內的過程中受到莖葉阻隔。此外，由於臨街的房子容易受到粉塵汙染，在窗台上

種些闊葉植物，還可形成一道天然屏障。多數植物藉由光合作用，可吸收多種有害氣體，吸附粉塵，淨化空氣，對大氣中的一氧化碳、二氧化硫等汙染物質有很好的抑制效果。

經常養花賞花，可使大腦處於舒展、活躍、興奮狀態，對於我們的身心健康、增強免疫功能都有很重要的作用。

> **健康小提醒**
>
> 適合種在臨街窗台上的植物有常青藤、文竹、秋海棠、菊花等。但住在較高樓層應該注意安全，避免花盆掉落傷人。

21 如何判斷室內存在汙染

(1)每天早晨起床時，感到胸悶、噁心，甚至頭暈目眩。

(2)家人經常容易感冒。

(3)雖然不吸菸，但是經常感到喉嚨不舒服，有異物感，呼吸不順。

(4)家裡小孩常咳嗽、打噴嚏，免疫力下降。

(5)家人常有皮膚過敏等毛病。

(6)家人共有一種疾病，離開這個環境後，症狀就有明顯好轉。

(7)新婚夫婦長時間不懷孕，查不出原因。

(8)孕婦在正常懷孕情況下出現胎兒畸形。

(9)室內植物不易成活，葉子容易發黃、枯萎，即使是

一些生命力最強的植物也難以正常生長。

　　⑽寵物貓、狗，甚至熱帶魚莫名其妙死掉。

　　⑾在家久了就感覺咽痛，呼吸道發乾，容易疲勞，出去一會兒感覺症狀緩解。

　　⑿裝修的房間或新買的家具有刺眼、刺鼻等刺激性異味，而且超過一年氣味仍然不散。

> **健康小提醒**
>
> 千萬不要忽視裝潢新家時各種化學物質（例如甲醛）帶來的汙染，要慎選好的裝潢公司。

22 擦桌子不要用乾抹布

　　很多人以為牆壁阻隔了室外的汙染，室內的環境當然比室外好。然而，近年來大量研究證實，室內空氣中的汙染物濃度有時高於室外，甚至高達數倍以上，很大一部分是由室內的灰塵引起的。

　　如果用乾抹布擦桌子，揚起的灰塵很容易被人體吸入。雖然鼻腔有一定的阻隔功能，但是鼻腔只能排除直徑超過十微米的塵埃，其他未能被鼻腔排除的細小塵埃長驅直入，進入呼吸系統內部，就會引發哮喘、鼻炎等多種疾病。那些小於五微米的粉塵顆粒更可怕，它們會沉積在呼吸道的末端，也

> **健康小提醒**
>
> 為了確保抹布清潔衛生，防止其汙染，應常使用洗滌過的抹布。用後必須清洗消毒、乾燥，嚴禁用抹布擦拭已消毒完畢的餐具。

就是肺泡裡，損傷呼吸道黏膜，造成支氣管炎等。

23 看電視超過兩小時要開窗

　　許多人知道看完電視要馬上洗臉，因為螢幕的靜電會在臉部積落灰塵，影響皮膚健康。卻少有人知道看電視時應該將窗戶打開。

　　德國一位專家發現，電視機和其他視覺影像系統可以發出一種能量，如果看電視時經常關閉門窗，就會提高罹患癌症的機率。據研究者表示，不只是電視，很多以多分子聚合體製作的材料在使用發熱後都會散發有毒氣體，包括電腦等電器為防過熱會添入防止電器過熱燒壞的保護劑，而保護劑會散發溴化二苯醚的氣體，包括某些以多分子聚合體如塑鋼材質製造的空氣濾淨器、電熱器等在加熱後也會散發有毒氣體。因此，建議辦公室中央空調不要因節省電費而採用循環系統，而應採取交換氣體運作才能避免大家「有毒同享」。 至於一般家庭，只要記得把門窗打開，或使用抽風機把室內空氣排出去，就可以避免毒氣傷害。

　　因此，如果看電視超過兩小時，千萬要記得打開窗戶。即使寒冷的冬天，為了健康著想，也不可以忽略這一點。

健康小提醒

孕婦在懷孕的前三個月，為了避免對胎兒造成影響，應減少看電視的時間，至少不要太靠近螢幕，並且盡量避免正對螢幕。

7

不可不知的職場健康

1 久坐不動容易生病

活著就要動，坐著工作雖然感覺舒服，對健康卻未必是好事。久坐不動對人體健康的危害有：

· 影響心臟機能

久坐不動，血液循環減緩，胸腔血液不足，導致心肺功能降低，會加重心臟病和肺系統疾病，如肺氣腫、感染等。

· 肌肉萎縮

久坐不動，氣血不暢，缺少運動會使肌肉鬆弛，彈性降低，出現下肢浮腫，倦怠乏力，重則會使肌肉僵硬，感到疼痛麻木，引發肌肉萎縮。

· 損筋傷骨

久坐不動會引發全身肌肉痠痛、脖子僵硬和頭痛、頭暈，加重腰椎疾病和頸椎疾病。久坐還會使骨盆和骶骼關節長時間負重，影響腹部和下肢血液循環，引發下肢靜脈曲張等症。

· 肥胖

久坐不動者的胃腸蠕動慢，正常攝入的食物聚積於胃腸，使胃腸負荷加重，食物中的脂類、澱粉等也會大量轉變為脂肪，導致肥胖。

・ 婦科疾病

女性會因盆腔靜脈回流受阻,瘀血過多而導致骨盆腔炎、輸卵管炎、卵巢炎等婦科疾病。

・ 痔瘡便秘

久坐使直腸肛管靜脈回流受阻,易使血液瘀積,靜脈擴張而發生痔瘡。久坐不動還會使胃腸蠕動緩慢,消化功能降低,尤其是天氣乾燥時,如果久坐的話,更易誘發消化不良或便秘。

・ 大腦遲鈍

有些人坐下後經常處於靜態且不愛說話,故久坐會造成語言功能的衰退,並使大腦反應能力變得遲鈍。

凡工作需要久坐的人,不但要注意保持正確的坐姿,而且最好不要連續超過一個小時,工作中每兩小時最少應進行十分鐘的體操,或伸懶腰,或自由走動,以舒展四肢,緩解疲勞。

> **健康小提醒**
>
> 對於需要長期坐著工作的人來說,爬樓梯是最方便的運動,快走和慢跑也是有效的健身方法。維持身體健康所需要的運動並不難,重要的是始終要有「為健康而運動」的意識。

2 使用電腦要注意眼睛保健

使用電腦的時間越長,眼睛酸澀疲勞、視力模糊等不

適現象也日益增加。千萬不要忽略眼睛的不適，否則可能
會帶來大麻煩。

‧ 眼睛需要休息

近距離工作或學習，過度使用視力會造成眼睛疲勞。
其實眼睛的疲勞是日積月累引起的，等到感覺累的時候已
經受到傷害了，所以應該在感覺累之前就主動採取預防措
施。

‧ 不要亂點眼藥水

使用眼藥水要聽從醫生建議，人工淚液也要控制使
用，不宜太頻繁，否則會影響正常淚液的分泌。常用的眼
藥水含有防腐劑、激素、抗生素，長期使用對眼睛的損害
無法彌補！

美國職業安全和健康管理中心（OSHA）提出以下建
議，可以幫助避免眼疲勞：

(1)將螢幕放置在比平時習慣閱讀距離稍遠處。

(2)螢幕頂端和眼睛處於同一或稍低水平。

(3)所有相關資料盡可能接近螢幕，以減少頭和眼部的
移動和焦點變化。

(4)減少燈光和陽光的反射。

(5)保持螢幕乾淨無塵。

(6)藉由眨眼保
持眼部濕潤，防止
眼球乾燥。

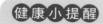

健康小提醒

最好的方法還是有規律地休息，避免眼睛
疲勞。

3 液晶螢幕也傷眼

很多人認為液晶螢幕可以保護眼睛，其實這個觀念是錯誤的。

根據德國電腦雜誌《Macwelt》一項調查顯示，雖然液晶螢幕比普通螢幕的輻射少，但是亮度過高，反而更容易使眼睛變得疲倦，甚至可能導致頭痛等症狀。液晶螢幕的閃爍、眩光，可能比老式電腦好，但對視力還是會有一定影響。液晶螢幕為了增加清晰度，普遍使用 Super shine 技術，並且提高了螢幕的色彩對比度及飽和度，然而它也會像玻璃一樣反射光線，使用這種螢幕的消費者很容易被光線「刺傷」，並產生眼睛疲倦的症狀，還會漸漸引發視力減弱和頭痛的健康問題。

液晶電腦會讓眼睛必須不斷進行調節，電腦上擁擠的圖像和文字也會讓眼睛光像離焦，引起近視。

> **健康小提醒**
>
> 螢幕一般都有亮度調校的功能，使用時可以盡量將亮度調低。

4 使用公用電腦的注意事項

公用電腦的鍵盤和滑鼠由於使用者較多，加上長期不清洗消毒，表面常常沾染使用者的汗漬、油汙，從而滋生細菌，例如金黃色葡萄球菌會引起皮膚感染性疾病（膿

皰疹），大腸桿菌汙染雙手後再進餐會引起腹瀉等消化道疾病，真菌可傳播手癬等疾病。據美國亞利桑那大學一項研究顯示，電腦鍵盤、滑鼠上的細菌數量甚至超過廁所座墊。

因此，使用電腦前後一定要洗手；操作電腦途中不要吃東西；電腦操作中要盡量避免手與眼、耳、鼻、口的接觸；最好不要使用患有傳染性疾病者的電腦，以免傳染疾病。公用電腦管理者應定期清洗鍵盤和滑鼠，保持鍵盤、滑鼠的清潔衛生，避免細菌孳生。

健康小提醒

電腦已經成為日常生活中的重要部分，只有時常進行電腦清潔，才能確保健康舒適的工作環境。使用公用電腦前，可用消毒紙巾擦拭，避免疾病的交叉感染。

5 六種方法讓大腦變年輕

大腦控制人體的一切活動，要怎樣愛護我們的大腦，讓它更年輕、工作年限更長呢？不如試試以下幾種在生活中可以簡單實踐的大腦體操，培養健康的生活模式。

・經常刺激大腦

維持長期學習的好習慣。學習可以強化記憶力、理解力、分析力和創造力，這四種能力是鍛鍊腦細胞的最好方法。另外，專心從事自己的嗜好和熱衷的事業也是保持腦

部年輕的方法，不可讓自己的頭腦長期處於休息狀態。

· 運動讓大腦年輕

運動會刺激腦內啡分泌，減輕壓力。有氧運動可以促進身體新陳代謝，將氧氣送往腦袋。每天只需十五分鐘的快走就能保持良好的體能狀態，並減緩腦神經細胞流失的速度。

· 充足的營養

多吃低脂食物和富含脂肪酸的食物，包括魚、核桃、開心果等堅果，以及含抗氧化劑多的水果和蔬菜，包括紫色漿果和洋蔥等。

· 多聽音樂

大腦左右半球負擔各種不同的功能。語言、計算、分析等功能，由大腦的左半球負擔；音樂由右半球主管，多聽音樂，可以促進右半腦的功能。聽的音樂最好是「純粹」的音樂，即不帶歌詞、幽雅的音樂。聽時不要思考其他問題，最好是寧心靜氣，陶醉其中。

· 加強手指運動

有學者指出，對大腦來說，最重要的是活動手指，比起用功學習和死記硬背更能增強大腦的活力。手指運動的方式很多，最常見的有寫字、繪畫、編織、彈琴等。

· **每天閱讀**

　　閱讀是最佳的記憶鍛鍊方法，它能訓練注意力、視覺、練聲、認字、發揮想像力……因此每天應該固定花一段時間讀書看報。

> **健康小提醒**
>
> 工作再忙，每天都要留下半小時到一小時，整理思緒，靜坐、聽音樂、閱讀，再花半個小時運動，這些都是舒緩壓力、保持大腦年輕的好方法。

6 滑鼠位置不要過高

　　長期使用電腦，容易引發各種「電腦病」。除了常見的「滑鼠手」之外，以手腕痠痛、肩膀發麻、手指關節不靈活為表現的頸肩腕症候群也是典型的電腦病之一，通常與滑鼠放得太高（例如放在辦公桌或電腦桌面）有直接關係。

　　研究發現，滑鼠的位置越高，對手腕的損害越大；滑鼠距離身體越遠，對肩的損害越大。

　　滑鼠放得過高，握滑鼠的手臂便會懸空，肩部肌肉和手臂斜方肌長時間處於緊張狀態，很容易出現肩膀發麻、手腕痠疼等情況。此外，滑鼠太高，手腕壓力也會隨之增加，讓手腕受傷。

　　滑鼠也不能距離身體太遠，否則前臂容易帶著上臂和肩一同前傾，增加頸、肩、腰的壓力，長期下來對頸肩腰

的損害很大，甚至可能導致骨質增生。

　　建議坐在電腦前，頸部應該稍向前傾，肩部往後，胸骨可稍微彎曲成「Ｃ」字狀，但「Ｃ」字的幅度不應太大。滑鼠應放在略低的位置，一般上臂和前身夾角應保持在四十五度以下，這個位置相當於坐姿情況下，上臂與地面垂直時肘部的高度。當然，滑鼠擺放的高度與桌椅放置都有關係，所以可藉由調整桌椅的高度使滑鼠獲得最佳位置。

　　連續使用電腦四十分鐘以上，應活動一下身體，轉轉頭，扭扭腰，甩甩手，搓搓手，揉一揉關節，讓身體充分放鬆後，再繼續使用電腦。

> **健康小提醒**
>
> 如果調整滑鼠位置很困難，可以把鍵盤和滑鼠都放到桌面上，然後把椅子升高，桌面相對降低，就縮短了身體和桌面之間的距離。使用滑鼠時，手臂不要懸空，以減輕手腕的壓力，移動滑鼠時不要用腕力、盡量靠臂力，減少手腕受力。

7 上班族的腰背部保健

　　姿勢是決定腰背部是否健康的最重要因素，錯誤的姿勢是引起腰背部病變的主因，會導致脊柱的骨頭和關節過早發生不可逆的退行性病變，引起肌肉不均衡和緊張，還會使韌帶鬆弛或緊繃，這些都會引起腰背部疼痛。因此在日常生活中，不良的姿勢，例如不正確的坐、立、行及睡眠姿勢，長時間伏案閱讀、書寫和看電視、上網，在辦公室久坐的工作方式，不正確的搬運物品，長時間駕車，家

居生活中工作台面過低，瑣碎的家務以及運動損傷等等，都會引起腰背部疼痛或加重腰背部疼痛的症狀。

許多腰背部疼痛很難在短時間內根治，而且即使暫時治癒，復發率也相當高。所以腰背部疼痛比其他疾病更折磨人，發病原因卻很難尋找，致使許多人不斷遭受持續或間歇性發作的腰背部疼痛困擾，從而影響工作和生活，嚴重者甚至喪失勞動能力。

因此，平常應注意腰背部保健：

(1)隨時檢查身體的姿勢是否正確，尤其是在工作時，養成姿勢正確的習慣。

(2)避免長時間採取任何會引起腰背部肌肉緊張的姿勢，例如趴在工作台前工作一整天，或在臉盆裡洗頭。持續的錯誤姿勢會讓肌肉緊張、韌帶伸展，引起疼痛，還可能使肌纖維痙攣，形成很硬、很痛的結節。

(3)避免站著不動，無論時間長短。如果做不到，做些伸展動作或將一條腿靠在凳子或欄杆上，減少對腰部的牽拉。

(4)在進行任何鍛鍊或粗重的家務（如園藝）前先做熱身動作。

(5)進行使背部和腹部肌肉強壯並具柔韌性的練習，因為如果肌肉不能支撐脊柱，脊柱會變得不穩定，並且容易受傷。

(6)確保體重與身高、體格、年齡相符，保持適當的體重。

(7)休息和睡眠，因為椎間盤在休息和睡眠時能重新吸

收因日常活動而流失的水分。

(8)避免同時做兩種動作，尤其是需要不同的肌群參與時，例如不要在搬重物時轉身，這種狀況經常發生在抱著小孩離開車座時。

(9)每天抽出時間放鬆一下，這樣可以緩解肌肉緊張，尤其是頸部周圍的肌肉。

(10)如果不得不提重物，要使重量平均分配在兩隻手上，重量不均會使脊柱兩側受力不均。

> ### 健康小提醒
>
> 一提起腰痛，很容易讓人聯想到老年病。事實上，腰痛在青壯年也很常見，尤其是久坐辦公室，時而敲電腦，時而伏案工作的上班族。因此日常注意腰背部保健非常重要。

8 上班族要預防頸椎早衰

近年來，三十多歲出現頸椎病的人逐漸增加，頸椎病的好發族群正在逐步年輕化。究其原因，與生活工作方式有直接關係。

人們坐的時間越來越多，動的時間越來越少，特別是白領有車族，上班坐辦公室，下班坐車，走路的時間很少。加上精神壓力大，工作緊張，長期伏案，有的在電腦前一坐幾個小時，導致頸肩肌肉過度疲勞。頸椎與肩膀構成一個沉重的十字架，支撐分量不輕的腦袋。長期前屈、伏案的不良姿勢，加上高壓力、多角色的生活方式，使頸

肩肌肉隨時處於緊張的狀態。

因此，長期伏案工作的人，要注意動靜結合，不要保持一種姿勢久坐不動，每工作一小時左右就要站起來活動四肢、頸椎，消除頸部肌肉、韌帶的疲勞，防止勞損。如果發生頸、肩、背部損傷要及早進行治療，防止發展為頸椎病。

健康小提醒

日常生活中應注意保持頭頸正確的姿勢，不要偏頭聳肩，與人說話、看書、操作電腦時要正面注視，保持脊柱的直挺。睡覺時要選擇合適的枕頭，不宜過高或過低，一般枕頭以十釐米的高度為宜。不要躺著看書、看電視。

9 三分鐘健康運動

· 每天腹式呼吸三分鐘

仰臥，解開腰帶，放鬆全身，然後吸足一口氣，有意識地使肚子鼓足，憋一會兒再慢慢呼出去。每次呼吸要深而慢，每口氣的時間越長越好。

腹式呼吸是針對全身重要內臟器官的運動。由於橫膈膜上下運動幅度增加，肺部擴大，心臟及大動脈等胸腔內的器官活動增加，腹內的胃、腸、肝、脾、胰、腎以及腹腔內所有的血管神經，都得到緩和而有節奏的運動，有助於消食化痰，入睡前運動還可以幫助入眠。

· 頭低位運動

即在起床後或臨睡前，做一次「雙手攀足固腎腰」運動，方法是站立呈彎腰低頭，雙手盡量俯身觸地，一秒鐘一次，一分鐘彎六十次。

開始時可以少彎幾次，由少到多，由淺入深，最後達到手掌觸地。這種運動就像鞠大躬，一鞠到地，主要使頭低下去，上下活動頭部，可使頭部得到更多的血液和營養。也可以逐步增加腦血管的抗壓力，可以預防中風。但血管硬化或有心臟病的人做這種運動時要小心謹慎，以免發生意外。

· **每天洗冷水澡**

洗冷水澡首先要克服怕風怕冷的心理，一開始可以乾洗，即用乾毛巾擦身，由雙臂、雙腿到胸部、腹部以至全身，循序漸進。冷水浴是全身的血管操，特別對皮膚微循環大有好處，可促進全身血液循環，預防心血管和腦血管疾病。

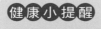

健康小提醒

保持健康就是這麼簡單！

10 經常洗手消除疲勞

按照傳統中醫藥理論解釋，手部有豐富的穴位，「手

「浴」就是藉由外部刺激對人體經絡、穴位產生影響，達到治療、緩解人體疾患的作用。

從現代醫學來看，手部溫度上升後，收縮的血管張開，促進了血液循環，肌肉和神經的緊張狀態當然就會有所緩和，對於緩和肩膀和頸部的痠痛，消除全身的緊張非常有幫助，因此非常適合從事操作電腦和以手作業為主的人。同時對於手腕的疼痛和肌腱炎也有改善效果。

與足浴相比，對於緩解全身疲勞，手浴的效果更快更直接。

> **健康小提醒**
>
> 感到疲勞時，可以裝一盆熱水，溫度以稍高於體溫為宜，將雙手張開，浸泡在水中五到十分鐘。如果中間水溫不夠熱了，可再加熱水。

11 按摩手掌皮膚好

臉上有青春痘、熬夜皮膚粗糙，解決這些「面子問題」不能光靠護膚品，只要按摩手掌，皮膚也會變得嫩滑。

因為手上有很多可以改善皮膚問題的對應穴位，例如按摩勞宮穴能起到清心和胃、消除面瘡的作用，它位於掌心橫紋中，屈指握拳時中指指尖所點處。

魚際穴位於手掌面第一掌骨中點，拇指下隆起處，有瀉熱宣肺、散瘀潤膚的作用。少府穴在屈指握拳時，尾指指尖所點處，有清心瀉火、活血潤膚的作用。

神門穴位於手腕和手掌關節處小指那一側的腕橫紋中，合谷穴位於手背部第一二掌骨之間，按摩它們能夠促

進面部血液循環、解除疲乏、提神醒腦。

如果皮膚出現了問題，每天不妨按摩三到五次手掌，當然，按摩前要用大拇指按壓手掌，直到找到壓痛點，按摩十分鐘左右，最好感到手掌發熱，這樣能夠達到一定的效果。

年紀大的人，由於皮膚容易乾燥，在按摩前最好擦點護膚品以便潤滑，同時注意按摩時力度宜稍輕，以免損傷皮膚。

> **健康小提醒**
>
> 還可以經常用乾核桃、保健球等來刺激手掌穴位，對提神解乏很有好處。

12 電腦也是導致掉髮的元凶

引起掉髮的原因很多，最主要的是社會精神壓力和不恰當的生活方式。從事電腦工作的人掉髮者較多，原因是他們用腦時間較長，注意力高度集中，長久下來會使大腦持續處於興奮狀態，導致與頭髮生長相關的內分泌功能發生紊亂，皮脂腺分泌旺盛，毛囊極易堵塞，從而使頭髮的營養供應出現障礙，導致頭髮脆性增加而易發生脫落。

另外，長時間使用電腦，容易導致皮膚血管收縮功能失調，而頭皮局部的血管收縮會導致供血量減少，造成毛囊營養不良，從

> **健康小提醒**
>
> 經常熬夜加班、容易失眠的人也會掉髮。電腦族可以抽空睡個午覺，以調整紊亂的生理時鐘。緩解緊張、焦慮的情緒，保持輕鬆心態，也有助於改善掉髮。

而引起掉髮。

13 應酬過多容易生病

　　如果常有飯局，或因工作應酬，或與朋友聚餐等，很容易產生肥胖問題，因為餐廳的食物一般都比較油膩。調查發現，百分之二十的受訪者患有高血壓和心臟病等代謝症候群，而一個星期外出用膳四晚的男士，罹患代謝症候群的比例比起非經常外食者高一倍。

　　在外用餐時，菜餚往往很豐盛，雞、鴨、魚、肉、蛋不一而足，大量的高蛋白、高脂肪、高能量食物進入體內，會增加血脂的凝固性，使它沉積在血管壁上，促使動脈硬化和血栓的形成，又可導致肝臟製造更多的低密度和極低密度脂蛋白，把過多的膽固醇運載到動脈壁堆積起來，形成惡性循環。每天的熱量供應集中在晚餐，會使糖耐量加速降低，加重胰島負擔，促使胰腺衰老，導致糖尿病的發生。而糖尿病和血管病變互為因果，會形成惡性循環。

　　女性在外面用餐時會比男性小心，男性喜歡大吃大喝，因此患糖尿病、高血壓、冠心病的機會也比較高。因此外出用餐時，要注意飲食均衡，盡量挑選少油少糖的健康食品。

健康小提醒

在外吃飯時應多選擇魚類、雞胸肉、豆腐和蛋白等低脂肪菜式，減少含較多醬油和油分的食品，避免喝高糖分飲料。

14 混合飲酒易導致脂肪肝

在日常工作應酬或聚會中，很多人喜歡把幾種酒混著喝，啤酒、白酒、紅酒等等。但是你可知道，混合飲酒容易引起酒精性脂肪肝。

酒精性脂肪肝就是「喝出來」的一種脂肪性肝病。導致酒精性脂肪肝的因素很多，而把多種酒混合喝的習慣是其中一個很重要的因素。此外，長期大量喝酒、空腹飲酒、愛喝酒精濃度高的酒也都容易導致酒精性脂肪肝，另外，女性喝酒罹患酒精性脂肪的可能性更高。

一旦得了脂肪肝，如果不治療，有百分之二十三的酒精性脂肪肝患者會在約十年後發展為酒精性肝硬化，容易併發原發性肝癌。專家提醒，如果不想罹患酒精性脂肪肝，就要注意消除以上危險因素。一旦罹患酒精性脂肪肝，首先要戒酒；其次最好選擇高蛋白、低脂肪飲食，為身體提供營養支援。在藥物治療上，多烯磷脂醯膽鹼可以修復、再生肝細胞；而 Ｓ －腺苷甲硫氨酸可以增加肝細胞的解毒能力；糖皮質激素可以改善酒精性脂肪肝的急性期症狀。在中藥方面，丹參、桃仁、當歸都可以改善肝臟微循環。

健康小提醒

很多人喝完酒會覺得肚子不舒服，其實，如果在酒後喝碗熱湯麵，就會有效緩解「喝酒傷身」帶來的副作用。因為在酒後及時補充足量的碳水化合物，可以減少酒精性脂肪肝的發生，在各種碳水化合物當中，熱湯麵的功效最大，因為它好消化，能立刻「中和」酒精，從而抵制酒精對肝臟的損害。

15 上班族要避免「失寫症」

現代人生活工作越來越離不開電腦，然而由於頻繁使用電腦，他們的字變得難以閱讀，錯別字、語法錯誤比比皆是，這種現象稱為電腦時代的「失寫症」。常聽一些上班族抱怨：「離開電腦就不會寫字了！」還有的人「有些字認得，就是寫不出來」。這種提筆忘字的現象和我們這個使用電腦的無筆時代有很大的關係。

隨著電腦輸入功能日益強大，許多年輕人在鍵盤上敲字的速度也越來越快。會打字，但不會寫字，或者是提筆忘字，成為當今年輕電腦族的通病。

心理和生理學的研究證實，訓練書寫對人的心理和生理功能的訓練、對思維的培養和對良好行為方式的形成都是電腦無法取代的。用手一筆一劃地書寫可在大腦的語言中樞產生一種印記，在電腦上打字則缺少了這種留下痕跡的過程。儘管許多人在敲電腦時得心應手，但大腦中缺少必要的抽象思維能力，會造成邏輯和語言功能產生某種障礙。

健康小提醒

常用電腦的上班族，要養成定期閱讀和手寫的習慣。多閱讀文章，能夠強化對漢字形狀的記憶，手寫不僅可以訓練心理和生理功能，而且對於意志、毅力和神經系統功能穩定也是不可或缺的活動。

8

不可不知的健康投資

1 投資健康就是投資未來

　　許多年輕人花錢時非常大方，兩、三千塊錢的衣服，喜歡就買，一點也不覺得心疼。但是要讓他投資健康，為自己的健康花點兒錢，卻真是捨不得，看一次病，做一次健康檢查，花了一些錢，就覺得很心疼。有些人甚至連看病、檢查身體的時間都非常吝嗇，這表示健康意識還不夠，需要改變。

　　對於任何人來說，最重要的都是健康。沒有健康，穿什麼都不好看，吃什麼都不香。但是，很少有人願意把錢花在維護健康上面。事實上，對健康的投資，正是為了減少對健康的支出。健康支出是在疾病發生後，為了恢復健康而產生的費用，這種支出會因為造成疾病的原因不同而有所差異。某些疾病（一般是慢性疾病、惡性疾病）的支出相當龐大，往往比起預防這些疾病而進行的健康投資高出百倍以上。

　　健康投資，並不是去運動一下，身體就健康、不生病了；或是吃個什麼「補藥」就會健康、不生病。它需要一個漫長的過程，逐步形成個人強健的體質。因此，有很多醫學專家和養生專家都說，應該在年輕的時候就關注自身的健康。

　　因此，拿出一定比例的錢投資購買家庭成員健康所

健康小提醒

其實，健康投資並不需要花很多錢，而是從小事做起，例如訂一瓶鮮奶、買一把羽毛球拍、訂閱一份健康雜誌，或是參加健身活動、看健康教育影片等等。

需的服務，收穫的將是一生的健康。

2 擁有一間健康銀行

說到儲蓄，一般人都想到儲蓄金錢，但是，儲蓄健康
比儲蓄金錢更重要，有健康才有金錢，有金錢不一定能買
到健康。所以，千萬不要隨心所慾地透支健康，否則就會
弄得病魔纏身。

我們不妨把健康看成一間銀行，儲蓄健康，就是一種
投資，投資就會有回報。我們一點一滴儲蓄自己的健康，
就等於為自己開一個健康銀行。只要保持心情愉快、良好
的飲食習慣和適當運動，就等於參加了定期儲蓄。而銀
行每收到一筆「存款」，都會及時返還一份高額「利息」
——如果堅持長跑，它會兌現給你一副強健的雙腿；每存
進一份快樂，它便會回報你兩份幸福；但你若「預支」一
夜聲色，或狂飲暴食，它也會自動提走一筆款項，並在帳
單上註明「小心高血壓、糖尿病或心肌梗塞」等字樣。

有些人仗著早年儲備雄厚，取得多，存得少，甚至
故意造成惡意透支。他們離開辦公桌奔飯桌，離開飯桌又
奔麻將桌。不知不覺間，將屬於自己的一大筆財富花費殆
盡。最令人遺憾的是，有些職場成功人士從不運動，苦熬
硬撐，常常在事業揭幕之時被迫「謝幕」。直到料理完後
事，親友才發現他的帳戶裡所留下的巨大負數。更有許多
罹患各種症候群、亞健康乃至重病纏身的人，極不情願地

當上了「健康銀行」最大的「債主」。

儲蓄健康，要從年輕做起。據醫學資料顯示，夭折短壽大多源於疾病，而疾病中又以慢性病居多，慢性病大多是在青少年時期不注重保健而引發的惡果。有的年輕人不顧自身的生理極限，常用超過負荷的勞動去換取金錢；有的甚至通宵達旦盡情娛樂，沉溺於燈紅酒綠，狂賭濫飲之中。他們自認年輕力壯、身健如牛，談「健康長壽」還不是時候，然而，正是由於年輕時對自身保健滿不在乎，才埋下了日後難以長壽的隱患。

因此，想要健康，就必須從現在開始，找點時間，擠點時間，結合自身條件，在「時間銀行」裡存進自己的健康，不僅現在需要，步入老年更需要。

當你有規律地把一個不起眼的數字一筆筆存入銀行，數年後，它就會累積成一個十分可觀的數字，也就是所謂的零存整付。健康也一樣，看似不經意的一個小小的好習慣，只要持之以垣，數年後或數十年後，將為你帶來可觀的健康收益。

健康小提醒

儲蓄健康要從日常生活做起，做到小額儲蓄，零存整付，持之以恆。

3 健康投資≠購買保健產品

如今，健康投資已成為一種時尚熱門話題。一些商家看準了賺錢的機會，推出令人眼花撩亂的各種保健產品，

並且利用各種媒介大做廣告，企圖大撈一票。令人遺憾的是，確實有不少人被廣告弄得暈頭轉向，以為「健康投資」就是「購買保健產品」。

現代人對健康的認識已不再以有無生病作為健康與否的標準，而是越來越清楚地意識到，健康至少包括生理健康和心理健康兩方面。而無論是生理或心理，不但要滿足於當前，更要著眼於長遠的未來，即健康長壽。因此，對健康的投資，就必然包括物質方面的投資和精神方面的投資。

保健知識是最好的保健品，應捨得花錢購買指導養身保健的書籍雜誌；健身器材是最常用的健身工具，要捨得在這方面酌情投資；調整飲食，重視食物的合理搭配，要為營養而吃，花錢買營養，而不是單純地花錢購買保健產品。

健康小提醒

有人認為，健康投資是以捨不捨得花錢為主要標準，例如要多買多吃保健食品等，即所謂的「花錢買平安」。這是非常錯誤的觀念。

4 清算你的健康資產

就像進行投資之前，要先知道自己有多少資金可供投資一樣，在進行健康投資之前，也應該知道自己擁有多少健康資產。唯有這樣，才能對健康管理進行統籌規劃，合理地針對健康投資，獲得最佳的健康報酬。

一個人的健康資產取決於他的體質、心理狀態和與外

界環境的和諧程度。人一出生，健康狀況都是由遺傳因素和父母所處的環境因素所決定的。長大了以後，外界環境和遺傳因素相互作用，產生了一個人現階段的身體精神狀態。

一個人擁有的健康財富多少，很大程度上取決於本人的生活習慣和方式。每個人經過努力，都可以創造出燦爛的人生，關鍵是要對自己的能力有信心，要敢於做出選擇，不要老是被動地等待別人的指導。

要採取行動，要堅持下去，就非得靠你自己不可。你必須有增加健康財富的內在動機才會去做，才能持久。心態積極、採取行動，養成和保持健康的生活習慣和方式可以使你遠離疾病和損傷，身心愉快，生活品質提高，延年益壽。

健康小提醒

想知道自己是否健康，想知道需不需要改善自己的健康，就得動手測一測，對自己所擁有的健康資產心中有數，從而為自己進行健康投資，為增加健康財富打好穩固的基礎。

5 定期健康檢查

雖然現今人們的健康意識抬頭，但是能夠進行定期健康檢查的人卻不多，往往是生病了才想到要看醫生，然而等到那個時候，病情往往已很嚴重，治療困難，並且花得錢也更多。

不要等到病了才去醫院，平時要注意身體健康，定期健康檢查。健康檢查對於預防疾病非常重要，是善待自己

生命的行為，也是對社會資源的充分利用。

定期健康檢查能夠早期發現疾病或疾病隱患，特別是三十五歲以上的人更應定期檢查。查出疾病就要及早治療，沒有疾病就可安心。有些疾病在初期，人體是沒有任何不良反應的，只有藉由檢查才能發現。只要每年進行一到兩次體檢，找出可能延誤的疾病，就可以使這些疾病的致死機率在七年間減少百分之五十。有許多人都是在例行的檢查時，查出自己不曾感覺到的疾病。

> **健康小提醒**
>
> 健康檢查前幾天，要注意飲食。不飲酒，不要吃過多油膩、不易消化的食物，體檢前一天最好洗個澡，確保充足睡眠。體檢當日，女性要避開經期，不要化妝，不要穿連身裙，以方便檢查。

6 健康檢查要有「下文」

體檢完畢後，醫生會根據各科體檢結果，經過綜合分析，開出健康處方，對於糾正不良生活習慣、預防和治療疾病都很重要。

有些人對於體檢過程較為重視，卻忽視了體檢結果，不把醫生開出的健康處方當一回事。有些人雖然檢查出一些問題，卻沒有繼續追蹤，使得體檢失去意義。

定期健康檢查的目的是為了發現某些身體疾患，及時排除產生疾病的危險因素。體檢只是一個初步的篩查過程，體檢中一旦發現異常，受檢者就應及時諮詢醫生，看

是否需要進行專門檢查，並請醫生進行相應的治療和飲食
指導，重新安排目
前的生活作息和習
慣。

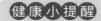

健康小提醒

如果此次檢查，身體狀況良好，請保持良好的生活習慣。將體檢結果保存下來，以便和下次對照，也可作為就醫時的資料。

7 疫苗接種

　　健康投資，最有效的就是接種疫苗。雖然接種疫苗並
非百分之百有效，也或多或少有一些副作用，但是各種疫
苗卻是對抗嚴重感染症的重要手段，從事實來看，可以發
現這些疫苗確實讓我們的下一代活得更健康快樂。

　　一般人總以為購買所謂的健康食品，或是追尋所謂的
健康秘方，就可以獲得增進健康的最大效益，但是在小兒
科醫師眼中的健康投資，最有效的就是接種可以讓幼兒免
於病痛的疫苗。

　　畢竟金錢只是生活中短暫的需求，健康才是生命與活
力的根源，而幼兒
的健康更是我們國
家的生命力。

健康小提醒

預防接種要在孩子身體狀況良好的情況下進行。有的疫苗只要接種一次，有的需要接種數次，才能產生效果。

8 體溫計與血壓計不可缺少

　　溫度計的使用常用於各種發熱性疾病和急性傳染病的

急救中，體溫的降低有利於對疾病的控制，從而採取相應的降溫搶救措施，因為持續的高溫不僅會使病情加重，還會導致嚴重的併發症。由於溫度計可以方便購得，因而在家中檢測病人的溫度已成為家庭保健的必要工具。

血壓計也是家庭急救的一個重要工具，因為血壓的驟升和驟降是人體疾病發生重大變化的特徵，一些危重病人在進入危險期常會出現血壓驟降，而一些高血壓患者的血壓持續升高可能誘發心腦血管的危症，因此，血壓計可以視為家庭急救的晴雨計，必須掌握其使用方法。

許多人家裡有液晶電視、個人電腦、冰箱、空調等電器，卻沒有體溫計和血壓計。其實，隨時掌握自己和家人的身體狀況，才是確保生活品質的基礎。

健康小提醒

預防疾病需要全家總動員。除了體溫計以外，還需要體重計、血壓計，以便定期檢查體重和血壓。最好每月檢查一次血壓、量一次體重，記錄下來。特別是血壓高的人，從血壓變動的情況可以更清楚了解自己的健康變化。

9 健康書是最佳的健康顧問

買一本健康書，價格不貴，卻可以隨時翻閱，甚至全家都能看。如果你有空去一趟書店，就會發現現在的健康類書籍真是五花八門，各類養生保健的書籍不僅是廣大中老年人的健康顧問，更是子女買來孝敬父母和長輩的最佳禮物。

正如大家所知，身體某些細微的變化很可能是嚴重疾病的先兆。什麼時候需要馬上找醫生看？什麼情況下需要暫時觀察？能夠幫助你做出判斷的良師益友就是家庭健康書籍。

如果可以抽出時間多看書，從科學的角度養生保健，提高自身免疫力，就能積極抵禦疾病侵入。健康書猶如一位不說話、全天候的健康顧問，在你需要時可以提供有益的健康指導，等於是為全家人的健康做了最好的投資。

> **健康小提醒**
>
> 如果能夠在身邊放一、兩本內容豐富、通俗易懂的健康書，當自己或家人生了病，就能很快尋求答案，同時還可針對自己的需要，豐富自己的醫學知識。

10 購買健身器材

經濟條件和居家環境許可的人，可以選購多功能健身器，例如多功能的跑步機，它和單一功能的健身器材比起來，一是價格較高，二是需要較大的空間。

經濟條件較差和居家空間較小的人，可以選購單一功能的健身器材，例如健身自行車等。這些器材使用完畢可以往床下塞放，也可以放在陽台上，價格也比較便宜。

同時，還要考慮健身目的和喜好。以健身為目的，一般多購買多功能健身器材，可以綜合鍛鍊手臂、腿部、腰背部和胸腹部肌肉，對於全面提升身體素質有顯著效果。

單一功能健身器材主要針對體質較差、行動不便的消費者。他們可以選購固定健身自行車、跑步機等，這些都是慢型耐力性運動器材，利用它們進行運動，有助於提高心肺功能和腿臂力量。

健康小提醒

單一功能健身器材對於行動不便的老人和康復病人尤其適用，在鍛鍊的過程中如果能再加上啞鈴、彈簧拉力器、彈力棒、橡皮筋配合運動更好。

11 購買健康保險

健康是幸福生活的基本條件之一，擁有健康才會擁有一切。但是，有些意外的傷害和疾病往往不請自來，常常令人束手無策，這時，你想到保險了嗎？健康險是以被保險人身體的健康狀況為基本出發點，以提供被保險人的醫療費用補償為目的的保險。

對於投保長期健康保險的人來說，早買與晚買的保費支出是不一樣的。因為人的疾病風險隨著年齡增長而逐年增加，保險公司在設計保險產品時，根據不同年齡的人所面臨的風險而設計不同的費率，通常被保險人年齡越小費率越低。

所以，早買保險，不光是費用比較划算，從得到保障的時間上來說也很划算。在全面考慮要投保的專案時，還需要進行綜合安排，讓用於投保的基金得到最有效的運用。

如果決定購買健康保險，接下來就必須考慮如何選擇健康保險產品了。

首先，要充分認識自我需求，綜合考慮經濟條件、健康狀態、現有醫療福利狀況、家族健康史等各項因素，選擇合適的保險公司和保險產品。

其次，投保時要堅持適度投保、全面保障的原則。保險不是越多越好，要看清楚產品條款的實際保障範圍和具體給付條件，留意條款細節。

再來，要考慮保費支出的問題。健康保險的支出是一個中長期計畫，如果中途斷保將會造成一定的經濟損失，而且除了重大疾病保險外，一般健康險給付是補償性給付，並不是買得越多給付越多。

最後，投保時必須如實告知。許多人曾因投保前未清楚瞭解保障範圍或未履行「如實告知」義務等原因，導致理賠時與保險公司產生糾紛。

健康小提醒

每個人都應該為自己儲備一份健康保障，即合理選擇適合的健康險。在投保時務必認真閱讀保險條款，瞭解保障範圍，如實告知自己的病史。

12 健康保險的迷思

購買健康保險，可以在患病時減輕經濟負擔，免除後顧之憂，為抵禦疾病增添信心。但是，在購買健康保險時，要避開以下迷思：

· 年輕人不需要

不少年輕人以為買保險是中老年人的事。事實上，兒童生病、住院、死亡的發生率不亞於中老年人，據有關資料顯示，兒童和青少年意外傷害所需的醫療費用支出要比成年人高。

· 健康人不需要

買保險所交的保費，與被保險人的年齡、健康狀況關係密切。人們年輕、身體健康時投保，保費很優惠，而當年紀一大，身體狀況比較差的時候再想投保，很可能保險公司不會接受，就算承保也可能需要更多的花費。

健康小提醒

保險的基本原則是保障不可知的、無法確定的風險，對於已存在的或必然發生的風險則不提供保障，所以投保應該越早越好，防患於未然。

13 留心疾病的早期信號

很多病尤其是慢性病並非一、兩天之間就會出現，而是經過一段時間的累積，但往往可以藉由一些訊息來提醒我們疾病的存在。想要保持身體健康，必須做到早預防、早發現、早治療。為了做到早發現，除了定期進行健康檢查外，應該懂得一些疾病將要來臨的信號而防患於未然。

疾病發生之初，身體往往會出現一些異常的症狀，猶如向人們發出疾病侵襲的警報。此時，如果這些疾病先兆能夠引起高度的重視，及時進行檢查及處理，常可避免病患的發生，或使疾病對身體的損害程度降低到最低。

反之，若不能引起警覺，就會喪失預防的大好時機，以致釀成疾病，造成嚴重後果。因此，學習必要的醫學常識，及時捕捉早期的病理信號，對於防止疾病的發生，控制其演變和發展，是非常重要的關鍵。

健康小提醒

一些小的疼痛，許多人認為忍一忍就過去了，卻不知這些小病痛可能是一些嚴重疾病的隱患。因此一旦病痛出現，絕對不可掉以輕心，以免延誤治療。

14 建立你的健康檔案

現代人面臨生存和發展的競爭，承受著種種壓力，時時為工作和生活所累，無法顧及自己的健康，身體的不適被一次次忽略，病急了才投醫。

許多人都不曾保存自己的健康資料，每次看病都要從頭來，等到生了大病，醫生也無法瞭解過去的情況，無法進行比對和分析。有的病人花了很多錢做核磁共振或是更昂貴的檢查，卻因資料保管不當，或遺失或殘缺，使醫生無法參考過去的病情，為自己和醫生徒增不少麻煩，甚至影響診斷和治療。

預防疾病必須強調自我保健和健康教育。成年人每年都應該進行至少一次健康檢查，建立健康檔案。檢查內容至少應包括：體重、腰圍、血壓、血脂、胸部 X 光檢查、心電圖等，以發現可能存在的危險因素，針對發現的危險因素則應進行干預。

> **健康小提醒**
>
> 痛定思痛，立即建立你的個人健康檔案，從定期或不定期的檢查做起，隨時記錄自己的身體狀況變化，就是對疾病設下了第一道防線。

15 制定你的健康投資計畫

提高自我保健意識是獲得良好健康的前提，只有將追求健康的意識付諸行動，才能擁有健康的身心。如果已經對自己的健康狀況有所瞭解，就要採取具體的行動進行自我保健。要多瞭解自己和自己的行為，分析自己的生活習慣中不利於健康的行為，從而改掉那些習慣。

制定健康計畫，要包括控制壓力、改變飲食和鍛鍊身體三方面。醫學實驗顯示，這種三位一體的強化計畫，甚至可以改善心臟病對身體的影響。

制定健康計畫要針對重點，切忌

> **健康小提醒**
>
> 一方面，要訂一個長期計畫。在紙上列出長期目標，可以是一個月、三個月或一年。建議先訂三個月，三個月後可以檢查一遍，再訂三個月。
>
> 另一方面，要確定短期計畫。寫下你的計畫和要解決的問題，有助於實現長期目標。認真寫下要採取的行動，來實現你的長期目標，也就是你的健康目標。

面面俱到，包羅萬象。要從實際出發，根據家庭經濟情況制定，而不是從主觀願望出發。

同時，要盡可能預見計畫在實施過程中可能遇到的情況，要留有餘地，不要隨意更改計畫。如果你要減肥，就確保自己從現在起三個月起不吃高熱量的東西，例如比薩、漢堡等。

16 家庭健康管理

如今，我們的生活越來越富足了，這無疑對健康是有益的。然而令人費解的是健康水準並沒有與之同步成長，這是為什麼呢？

世界衛生組織前總幹事中島宏博士說：「現在許多人不是死於疾病，而是死於無知。」

雖然大家已經越來越重視健康，可是對健康還有很多錯誤的迷思，對於攝取營養、運動健身、養生保健、心理情緒保健等方面缺乏正確的認識。

另外，心理壓力大、睡眠少、運動不足，以及過分依賴家電、使用不當等，都會構成對人體的傷害，從而導致亞健康。有人把富貴病與富裕扯在一起，其實不然，促使富貴病增加的原因是健康知識貧乏。

培根說：「知識就是力量。」只要健康知識普及了，健康生活方式建立起來了，就能使慢性非傳染病大大減少。從這層意義上來說，知識就是健康。

每個家庭都應該準備一本既有保健知識，又有疾病治療、調養和現場急救知識的書籍，猶如醫學顧問，遇到問題就翻一翻。

> **健康小提醒**
>
> 除了書和雜誌外，最好再請一位家庭醫生擔任健康管理顧問，這樣才算是全面的家庭健康投資。

17 給男性的健康投資建議

許多事業心強的男性，忙於進取，往往忽略了健康投資。也有的男性，甚至做出透支健康的事情，比如性生活不注意衛生、抽菸、酗酒、經常熬夜等等。

一般來說，從二十歲左右，衰老的過程就開始了，到了七十歲時，身體的所有功能將下降到二十歲的三分之一，但是如果從二十歲開始進行健康投資，到了七十歲時僅會下降百分之二十左右。

從三十歲開始，男人的皮膚就開始變得鬆弛，眼角開始出現皺紋，聽力也隨著年齡的增加而下降，對身體有益的膽固醇也開始下降了。要推遲這個過程，一個簡單的辦法就是避免直接曬太陽，如果必須在太陽底下活動，應戴上太陽眼鏡和遮陽帽。同時，要注意保持皮膚濕潤。

抗衰老，保持健康應該從現在做

> **健康小提醒**
>
> 男性健康投資的重點是：保持良好的健康習慣；持續運動；不抽菸；少喝酒；如果開車，遵守交通安全規則；保護皮膚不受太陽曝曬；維持安全的性生活；定期做身體檢查；注意飲食健康；學會處理生活、工作中的壓力。

起，堅持每天運動，不但可以減慢衰老過程，還能使肌肉變得強壯，身體代謝率提高，使你擁有一個健康的身體。運動的關鍵是每天都做，不一定要很激烈，要選擇自己喜歡的，這樣才能長期持續下去。

18 給女性的健康投資建議

　　每個女性都會關心自己的健康問題，並且認為應該重視自己的健康。但她們卻難以真正付諸行動，尤其在無病時的健康投資寥寥無幾，甚至沒有健康投資的概念。

　　二十歲的女人應學會儲備健康。因為年輕，所以有許多女性對自己的健康很不在意。有的年輕女性把「紙片人」當作自己追求的目標，卻對身體造成了無形的傷害。

　　三十歲的女性大多由於壓力的原因，健康狀況開始變差，而且健康意識薄弱。許多三十歲的女性由於繁重的工作和精神壓力使身體長期處於緊張狀態，常常感覺肩背部痠痛，因此，三十歲的女人應懂得放鬆身心、享受生活。

　　四十歲以後的女性健康狀況更是讓人擔心。據調查，相當多的女性更年期症狀發作時間竟平均提前五年，每一百名更年期症候群患者中，四十歲以下的竟然占了百分之二十，且絕大多數都是上班族

健康小提醒

女性健康投資的重點是：不抽菸；保持健康飲食習慣；有規律運動；維持安全的性生活；不要酗酒和濫用其他藥物；每個月自我檢查乳房；計劃生育；保護皮膚不受太陽曝曬；定期做身體檢查；保持身心愉快。

女性。原因不外乎現代女性生活節奏快、工作壓力大、流產過頻等原因。專家建議，職業女性從三十五歲起，就應該注意體內荷爾蒙的平衡，預防更年期症狀。

19 給上班族的健康投資建議

　　普通上班族比管理階層更需要健康指導。上班族的健康投資至少應該關注兩個層面：身體健康與心理健康。而且職業心理狀態對人的身體狀況會產生影響。很多上班族並不清楚工作已經讓自己的健康透支了，雖然他們保持很好的精神狀態，並在心理上暗示自己肯定沒有問題，而且從表面上看來，很多人都是紅光滿面、精神飽滿。然而，這並不表示他們的健康沒有問題，而是這種精神狀態在支撐著他們。

　　很多上班族非常注重健康，也為自己的健康投資，會買很多昂貴的保健產品或營養品，但是這種健康投資是非專業的，比較盲目，多數人並沒有對健康進行專業的投資。

　　忽視保健原則必然會付出代價。當你有實力做百萬金額的投資時，你的身體健康價值何止千萬！健康投資需要時間和金錢，並且是零存整付才能

健康小提醒

以腦力勞動為主的上班族，投資重點是：每月做一次戶外運動；購買一份適合自己的健康保險；半年左右洗牙一次；定期檢查身體，向醫生諮詢；選擇合適的健身中心，合理安排時間來做一些有益健康、預防疾病的活動。

獲得效益。留得青山在，何愁沒柴燒呢。

20 假日健康投資細節

好不容易到了假日，許多人選擇在家窩著。其實，在家休息未必是對身體最好的恢復方式。如果連續熬夜玩遊戲，整天抱著 DVD 看，或是乾脆大睡七天，這根本不是休息，而是對健康的摧殘。倒不如和平時一樣正常地過生活，利用假期針對由工作帶來的一些身體問題做調整。

在短暫的週末和假日裡，不論與家人一起運動也好，或是全家來一次健康檢查，或買幾本健康類的書籍與家人共讀，或為家人購買一些保健產品，或替家人買一份健康保險，都是不錯的家庭健康投資計畫。

連續一個星期工作下來，身體感到勞累、煩躁、睡眠不佳、體力透支以及貪吃等，都可能使人體受損。到了週末，不妨靜下來，耐心地坐一會兒，放鬆一下心情，調整一下情緒，適時地自我調節和自我放鬆。

假日期間可以選擇一天去體檢中心為自己做一番全身上下的體檢，對身體情況做一番梳理，不僅能及時瞭解自己身體的各項指標，也是一種對健康的投資，免得疾病不期而至，讓人措手不及。

健康小提醒

假日期間，不論是上街購物、玩電動、看 DVD 等，別忘了，從事各項活動時一定要留意健康準則，不要衝破健康底線。

附錄

健康箴言

1. 百病生於氣也，怒則氣上，喜則氣緩，悲則氣消，恐則氣下，寒則氣收，靈則氣泄，驚則氣亂，勞則氣耗，思則氣結。

2. 說說笑笑散散心，不說不笑要成病。

3. 少吃多滋味，吃多壞肚皮。

4. 人身猶一機器耳，受一定天然法則之支配；用之合法，則活動之時間可長；如不合法，則其作用立時可以停止。

5. 養心莫善於寡慾。

6. 精神不運則愚，血脈不運則病。

7. 常親小勞則身健。

8. 人有拂鬱，先用一忍字，後用一忘字，便是調神和氣暢。

9. 胸懷歡暢，則長壽可期；若憂慮過多，則使人易老。常人之情：苦則悲，樂則笑，悲哀最足傷人，而歡笑最能益人。歡笑能補腦髓，活筋絡，舒血氣，消食滯，勝於服食藥餌。每日須得片刻閒暇，逢場作戲，以資笑樂，而益身體也。

10. 百憂感心，萬事勞形，有動乎中，必搖其精。

11. 養心之法，須要擺脫一切。凡榮枯得失，猶如水月鏡花，事過即忘，心中不可有一毫沾滯。每日胸中一團太和元氣，病從何生。

12. 健康的身體是靈魂的客廳，病弱的身體是靈魂的監獄。

13. 健康當然比金錢更為可貴，因為我們所賴以獲得金錢的，就是健康。

14. 人類的幸福只有在身體健康和精神安寧的基礎上，才能建立起來。

15. 健康是智慧的條件，是愉快的標誌。

16. 健康是一種自由──在一切自由中首屈一指。

17. 健康的心，快樂人生。

18. 健康是第一財富。

19. 健康是人的身體和心靈的健康，兩者缺一不可，否則，就不能稱之為健康。

20. 沒有健康，一切喜悅都將無從談起。

21. 肉體與靈魂的安寧就是生物體內井然有序而和諧的生命和健康。

22. 偉大的事業基於高深的學問，堅強的意志在於強健的體魄。

23. 大病要養，小病要抗，無病要防。

24. 保持健康的唯一辦法是：吃你不願吃的東西，喝你所不愛喝的飲料，做你所不想做的事情。

25. 身體的健康在很大程度上取決於精神的健康。

26. 良好的健康狀況，精神飽滿和體力充沛──這是朝氣勃勃地感知世界、樂觀主義精神和隨時準備克服困難的最重要條件。

27. 如果沒有健康，智慧就不能表現出來，文化無從施展，力量不能戰鬥，財富變成廢物，知識也無法利用。

28. 健康的價值，貴重無比，它是人類唯一值得付出時間、血汗、勞力、財富，甚至付出生命的東西。

29. 給你的朋友以時間，給你的妻子以閒暇，放鬆你的頭

腦，讓你的身子休息，這樣你就能更好地完成你所習慣的工作。

30. 最窮苦的人也不會為了金錢而放棄健康，但是最富有的人為了健康可以甘心情願放棄所有的金錢。

31. 忽略健康的人，就是等於在與自己的生命開玩笑。

32. 失去了健康，什麼愛情啦，榮譽啦，財富啦，權力啦，就都不能使人振奮。

33. 我首先要請你注意自己的身體健康。時代在好轉，它將對你的身體提出很多的要求。所以你要鍛鍊它。

34. 使身體充滿精力的最有效的辦法是快活的習慣。

35. 健康人不知道健康的珍貴，只有病人才知道——這是醫生的格言。

36. 一個國家最富貴的財產，並不是它儲備的大量黃金或外匯，更不是它的地下資源或工業能力，而是人民的健康。

37. 不論有多麼出眾的才能和力量，不論有多麼高明的見識，一旦臥床不起，人生就將化為烏有。

38. 良好的健康狀況和由之而來的愉快情緒，是幸福的最好資金。

39. 思想大門洞開，情緒輕鬆愉快，鍛鍊、營養、藥物，健康恢復快哉！

40. 早上一杯水，到老不後悔。

41. 磨鍊肌絡，防病禦症。

42. 淡泊名利，動靜相濟，勞逸適度。

43. 養生之道，常欲小勞，但莫大疲。

44. 器官得不到鍛鍊，同器官過度緊張一樣都是極其有害的。

45. 不會管理自己身體的人，就無資格管理他人；經營不好自己健康的人，又如何經營好他的事業。

46. 走路對腦力勞動者，特別是對創造性的人來說，是一種生理活動的最好方式。

47. 吃飯不飽，走路不跑，遇事不惱。

48. 養生在動，養心在靜；知足常樂，無求常安。

49. 健康不是一切，但失去健康就沒有一切。自我保健，是明天健康的方向。

50. 保持健康，這是對自己的義務，甚至也是對社會的義務。

（以上資料摘自諺語、中外典籍與名人語錄）